Christophe Pourcelot

EXPRESS WORKOUTS

MAXIMAL 15 MINUTEN

SCHLINGENTRAINING

Die 60 besten Übungsreihen

riva

Christophe Pourcelot

EXPRESS WORKOUTS

MAXIMAL 15 MINUTEN

SCHLINGENTRAINING

Bibliografische Information der Deutschen Nationalbibliothek
Die Deutsche Nationalbibliothek verzeichnet diese Publikation in der Deutschen Nationalbibliografie.
Detaillierte bibliografische Daten sind im Internet über http://d-nb.de abrufbar.

Für Fragen und Anregungen
info@rivaverlag.de

Wichtiger Hinweis
Dieses Buch ist für Lernzwecke gedacht. Es stellt keinen Ersatz für eine individuelle medizinische Beratung dar und sollte auch nicht als solcher benutzt werden. Wenn Sie medizinischen Rat einholen wollen, konsultieren Sie bitte einen qualifizierten Arzt. Der Verlag und die Autorin haften für keine nachteiligen Auswirkungen, die in einem direkten oder indirekten Zusammenhang mit den Informationen stehen, die in diesem Buch enthalten sind.

1. Auflage 2020

Nymphenburger Straße 86
D-80636 München
Tel.: 089 651285-0
Fax: 089 652096

Übersetzung: Ulrike Strerath-Bolz
Redaktion: Markus Born
Umschlaggestaltung: Marc-Thorben Fischer, Manuela Amode
Umschlagabbildung und alle Abbildungen im Innenteil: Denis Boulanger
Layout: Katja Muggli
Satz: Satzwerk Huber, Germering
Druck: DZS Grafik, Slowenien
Printed in the EU

ISBN Print 978-3-7423-1220-4
ISBN E-Book (PDF) 978-3-7453-0894-5
ISBN E-Book (EPUB, Mobi) 978-3-7453-0895-2

Inhalt

Wie du mit diesem Buch trainierst

Sei stärker als dein innerer Schweinehund!

Diese Überschrift fasst die Philosophie dieses Buchs gut zusammen ... Oftmals wird Zeitmangel als einer der Gründe angeführt, warum Leute mit dem Sport aufhören oder kaum motiviert sind, sich überhaupt körperlich zu betätigen. Dieses Buch zeigt dir, dass sich dieses Argument als unhaltbar erweist und dass du auch mit wenig Zeit effizient trainieren kannst.

Zeitmangel: eine alte Geschichte

Für die Workouts in diesem Buch benötigst du nicht mehr als 10 bis 14 Minuten. Bei einem zeitlich so kondensierten Training ist Zeitmangel kein Thema mehr, da die Workouts kurz, präzise, detailliert und intensiv sind. In extrem kurzer Zeit arbeitest du deine gesamte Muskulatur auf innovative und sehr effiziente Weise durch.

Zusammen mit einer gesunden und ausgewogenen Ernährung, gutem Schlaf und einer stressarmen Lebensweise wird dieses Buch zu deinem besten Verbündeten auf dem Weg zu einem athletischen und aktiven Körper.

Pragmatismus und Ergonomie

Die Buchreihe »Express-Workouts« beschränkt sich auf das Wesentliche. Die einzelnen Bände sind praxisorientiert aufgebaut und richten sich an Menschen, die schnell die wichtigsten Informationen finden wollen. Die Bücher enthalten:

- Erklärungen der Workouts auf der linken und Bilder auf der rechten Seite,
- aufeinander aufbauende Trainingseinheiten, die von unserem Fotografen Denis Boulanger und unseren Models Lauriane Lamperim und Tristan Defeuillet-Vang perfekt ins Bild gesetzt worden sind.

Alle Workouts sind erfolgreich getestet und aufgrund ihrer Wirksamkeit ausgesucht worden.

Qualität vor Quantität

Ich weiß, dieser Leitsatz klingt nach »Verkaufssprache«, aber er bestimmt meine eigene sportliche Aktivität seit mehr als 20 Jahren. Ich bin immer wieder erschüttert, wie ineffizient in Fitnessstudios trainiert wird. In den durchschnittlich zwei Stunden, die im Studio verbracht werden, wird kaum 20 Minuten lang effizient trainiert, selbst wenn man die nötigen Erholungszeiten mitrechnet. Das klingt übertrieben, ist es aber nicht.

Alle großen Trainer, alle großen Champions und vor allem alle erfahrenen Trainierenden können dir sagen, dass es immer besser ist, kurz und intensiv zu trainieren, statt lange, kontraproduktive Einheiten zu absolvieren, die darüber hinaus noch schädlich für deine Gesundheit sein können.

Die Workouts in diesem Buch konzentrieren sich ausschließlich auf Übungen, die mehr als ein Drittel oder sogar deine gesamte Muskulatur ansprechen. Sie sind ganzheitlich und vielseitig.

Ein Muskeltraining mit dem Schlingentrainer richtet sich auch ganz speziell auf die tiefe Stützmuskulatur. Tatsächlich führt die Instabilität der Schlingen dazu, dass die stabilisierenden Muskeln im Rumpf stark angesprochen werden. Man spricht in diesem Zusammenhang von einem »dynamischen Gewinn« und einer Verbesserung deiner propriozeptiven Sensibilität.

Kurz gesagt: Deine Muskeln wirken durch das Training darin zusammen, einen harmonischen Bewegungsablauf zustande zu bringen, der immer komplexer wird. Der Schwerpunkt deines körperlichen Trainings liegt also auf der Intensität der Übungen, wobei sich der Schwierigkeitsgrad ständig steigert.

Motivation ist der Schlüssel zum Erfolg

Um Erfolg zu haben, musst du fest entschlossen sein, dein Ziel zu erreichen. Der zweite Schlüssel liegt in Planung und Programm. Und der dritte darin, dass du dich beim Training nicht verletzt und effizient trainierst. Aber die Motivation steht ganz am Anfang.

Wenn du kein echtes Interesse an einem Muskeltraining im Fitnessstudio oder an modischeren Geräten wie Kettlebells, Gewichten oder Seilen aufbringen kannst, versichere ich dir: Der Schlingentrainer wird bald sehr in den Mittelpunkt des Interesses rücken. Denn man sieht sehr klar und schnell die vielen Vorteile und empfindet außerdem eine gewisse Freude an dieser Art des spielerischen und minimalistischen Trainings.

Diese Vorteile sind:

- totale Freiheit der Bewegung in allen drei Dimensionen,
- schneller Aufbau des Geräts,
- unbegrenzte Wahlmöglichkeiten, was den Trainingsort angeht,
- sehr wenig Ausrüstung,
- einfaches und effizientes Training,
- fortschreitender Schwierigkeitsgrad im Zusammenhang mit dem Trainingswinkel,
- vielfältige Bewegungsmöglichkeiten.

Die Zahl der Workouts

Die Trainingseinheiten in diesem Buch sind in drei Schwierigkeitsniveaus eingeteilt:

- Stufe 1 (Anfänger) beginnt mit zwei Workouts pro Woche und endet mit drei Workouts.
- Stufe 2 (Fortgeschrittene) beginnt mit zwei Workouts pro Woche und endet mit vier Workouts.
- Stufe 3 (Profis) beginnt mit drei Workouts pro Woche und endet mit vier Workouts.

Das bedeutet in meinen Augen einen guten Kompromiss zwischen dem Minimum, bei dem der Körper sich an das Übungsniveau anpassen kann, und dem Maximum dessen, was die meisten Leute pro Woche schaffen können.

Die Workouts sind kurz, steigern sich in der Intensität und sind sehr einfach auszuführen. In allen Fitnessstudios gibt es einen Bereich für funktionales Training, den du dafür nutzen kannst. Und natürlich kannst du auch zu Hause oder an einem ruhigen Ort im Freien üben.

Workouts für den Urlaub

Gerade im Urlaub ist es wichtig, dass du dein Training fortführst. Zwei Workouts pro Woche reichen schon, damit du in Form bleibst.

In diesem Kapitel findest du Ideen für Workouts, die sich mit den vier großen Muskelbereichen befassen. Du wählst je nach Übungsniveau die Workouts aus, die dich am meisten motivieren, schnell und effizient weiterzutrainieren.

Bevor du anfängst

Einige Regeln, die du beherzigen solltest:

- Schluss mit der Selbstüberschätzung!
  Überschätze nicht deine körperliche Kondition und gehe erst dann zu einem höheren Schwierigkeitsgrad über, wenn du die niedrigeren Schwierigkeitsgrade wirklich beherrschst.
- Keine Verletzungen!
  Führe das Programm so durch, dass du dich nicht verletzt. Solltest du Schmerzen haben, nimm dir Zeit, um dich zu erholen. Die Ergebnisse sind hinterher umso besser.
- Lies genau!
  Lies dir die Übungen im Buch aufmerksam durch und präge dir die Bewegungen und Ratschläge ein, die jede Übungseinheit noch effizienter machen.
- Konzentriere dich!
  Die Workouts sind kurz, aber du solltest dich voll und ganz auf deine Bewegungen, die Erholungszeiten, den Ablauf und die empfundene Anstrengung konzentrieren. Während du übst, tue bitte nichts anderes.
- Atme!
  Im Allgemeinen atmest du ein, wenn du einen Muskel anspannst. Ein Beispiel wäre die Phase der Absenkung beim Pistol Squat. Am Ende der Bewegung atmest du aus. Die Bauchmuskeln bleiben aber die ganze Zeit angespannt.

- Bauch rein!
  Achte auf eine gute Haltung! Die Bauchmuskeln sollten immer zumindest leicht angespannt sein. Auch deine innere Haltung muss stimmen. Trainiere »richtig«, mach dich groß, Kopf geradeaus, die Schultern leicht nach hinten. Respektiere die natürliche Wölbung deiner Wirbelsäule.
- Keine Stürze!
  Achte darauf, dass das Übungsgerät gut befestigt ist. Und kaufe Material von guter Qualität. Es gibt viele Imitate auf dem Gebiet der Schlingentrainer.
- Trinke ... ein wenig!
  Du solltest deine Wasserflasche immer in Reichweite haben, um die Erholungszeiten nicht unnötig auszudehnen. Aber du solltest auch nicht zu viel trinken. Eine Halbliterflasche reicht mit Sicherheit aus.
- Die richtige Kleidung!
  Du solltest in der Lage sein, die Bewegungen mit perfekter Weite auszuführen. Shorts und Leggings sind dafür gut geeignet. Lauf- oder Fitnessschuhe reichen ebenfalls aus.
- Der Winkel ist wichtig!
  Die Komplexität einer Übung wird immer durch den Neigungswinkel deines Körpers im Verhältnis zu den Schlingen definiert. Je kleiner der Winkel, desto größer die Intensität. Lege deinen Trainingswinkel fest, bevor du anfängst, und korrigiere ihn, wenn deine Muskeln ermüden. Die Qualität der Bewegung steht immer im Vordergrund.
- Beine beugen oder strecken?
  Beides! Tatsächlich gelingt es dir so, besonders effizient zu trainieren. Gestreckte Beine verlangen mehr Anstrengung beim Training, verteilen aber die Muskelanspannung. Leicht gebeugte Beine unterstützen die Bauchmuskulatur etwas weniger, führen aber zu einer stärkeren Konzentration auf die Muskeln, die gerade trainiert werden. Ich selbst trainiere lieber mit leicht gebeugten Beinen. Tipp: Wenn du mit leicht nach außen gerichteten Fußspitzen trainierst, hilft dir das besonders bei komplexeren Übungen.
- Darf ich mogeln?
  Ja, aber nur bei der Auswahl der Übungen. Wenn dir eine Übung absolut nicht gefällt, ersetze sie durch eine andere, die die gleiche Muskelgruppe trainiert. Das ist aber auch die einzige Ausnahme.

Ohne dabei von Mogeln zu sprechen: Du kannst die Intensität der Übungen auch dadurch verändern, dass du die Länge des Schlingentrainers veränderst, beispielsweise so: Beim Floating Lunge führt Lauriane auf den Fotos die Übung mit hohen Schlingen aus. Dieselbe Übung ist mit niedrigeren Schlingen erheblich schwieriger.

- Bevor du anfängst zu trainieren, lies die Hinweise gründlich durch.
- Denke an den richtigen Neigungswinkel, um die Effizienz deiner Übungen zu optimieren. Bei Push-ups solltest du beispielsweise den Boden mit der Nase berühren, und zwar bei jeder Wiederholung. Bei den Squats gehe so weit runter, dass deine Oberschenkel im rechten Winkel zu deinen Unterschenkeln stehen.
- Übe dynamisch. Je schneller du beispielsweise Push-ups oder Squats durchführst, desto intensiver trainierst du deine Muskelfasern.
- Halte den Rücken gerade, schaue nach vorn und ziehe den Bauch ein.
- Gehe nicht ins Hohlkreuz, wenn du Drückbewegungen machst (z. B. Push-ups). Halte dein Zentrum stabil und spanne die Gesäßmuskeln an.
- Aktiviere deinen Beckenboden. Das fühlt sich so an, als ob du Urin zurückhalten würdest.
- Atme in der Anstrengung aus und beim Loslassen ein. Bei Jump Squats beispielsweise atme aus, wenn du die Beine anspannst, bei Push-ups beim Hochkommen. Bei statischen Übungen halte die Luft nicht an, sondern atme tief durch.
- Und schließlich: Bei allen Übungen, für die du einen Tisch oder Stuhl brauchst, achte bitte auf die Stabilität des Übungsgeräts, bevor du anfängst.

Wenn du Unbehagen oder Schmerzen während einer Übung empfindest, mache nicht weiter!

Programm für Anfänger

Dieses Programm führt dich in die Welt des minimalistischen Trainings mit dem Schlingentrainer ein. Es ist nicht nur das erste Programm, sondern sicher auch das wichtigste, denn damit legst du die Grundlage für deine Fortschritte und das Erreichen deines Ziels.

Diese vier Wochen Training mit drei Workouts pro Woche sind so konzipiert, dass du die fast unbegrenzten Möglichkeiten kennenlernst, die dir dieses Trainingsgerät bietet.

Bizeps, Trizeps, Schultern, Bauch, oberflächliche und tiefe Rückenmuskulatur, Gesäß, Beinmuskeln ... keine Muskelgruppe wird ausgelassen.

Du wirst schnell herausfinden, dass das Training mit einer »kleinen« Muskelgruppe wie dem Bizeps nicht isoliert durchgeführt wird, sondern immer unter Anspannung der großen Muskelgruppen. Umgekehrt werden komplexere und intensivere Bewegungen wie der Skater dadurch erleichtert, dass du von den Schlingen gehalten wirst.

Jedes Workout beginnt unweigerlich mit einem zweiminütigen Warm-up. Wähle eine von fünf Varianten dazu aus. Wenn zwei Übungen mit dem Wort »to« verbunden werden, werden zwei Übungen hintereinander durchgeführt. Sie zählen dann aber nur als eine Wiederholung.

Du lernst hier eine funktionale und sichere Trainingsmethode kennen, und zwar mithilfe eines variablen, fortschreitenden und manchmal überraschenden Programms. Viel Spaß und viel Erfolg dabei!

Warm-up

Woche 1

Woche 2

Woche 3

Woche 4

WARM-UP Warm-up 1

2 Minuten

1.

20 Sekunden • **Schulterkreisen** • im Uhrzeigersinn

2.

20 Sekunden • **Bouncing Squat**

3.

20 Sekunden • **Schulterkreisen** • gegen den Uhrzeigersinn

Diese 3 Übungen 2 Minuten lang ausführen.

1

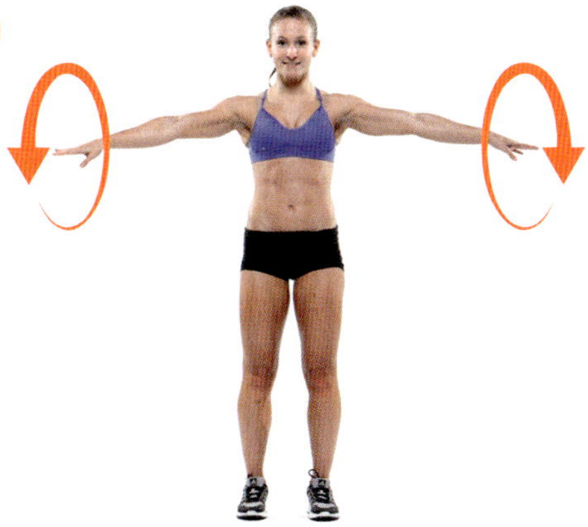

2

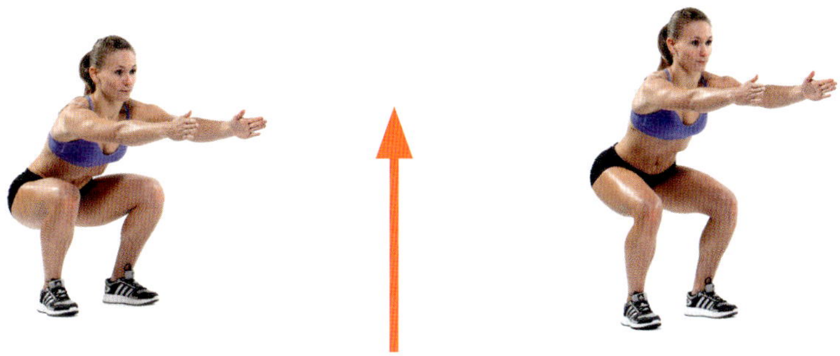

3

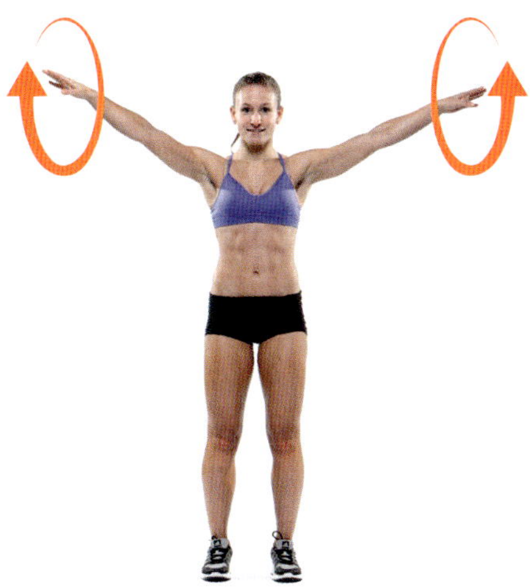

WARM-UP Warm-up 2

2 Minuten

1.

20 Sekunden • **Kneeling Squat**

2.

20 Sekunden • **Jumping Jack**

3.

20 Sekunden • **Abwechselnder Dreipunktstütz**

Diese 3 Übungen 2 Minuten lang ausführen.

1

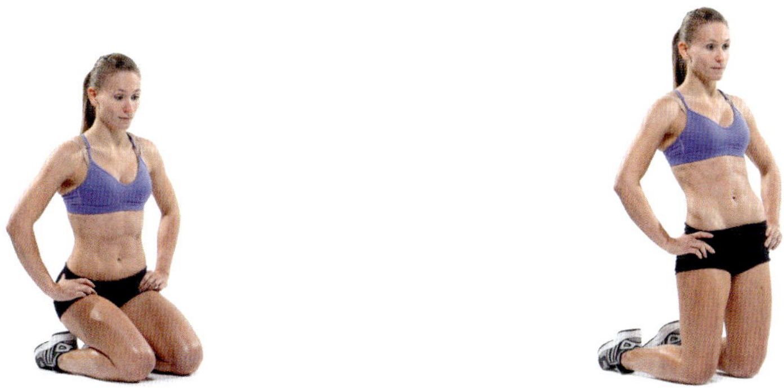

2

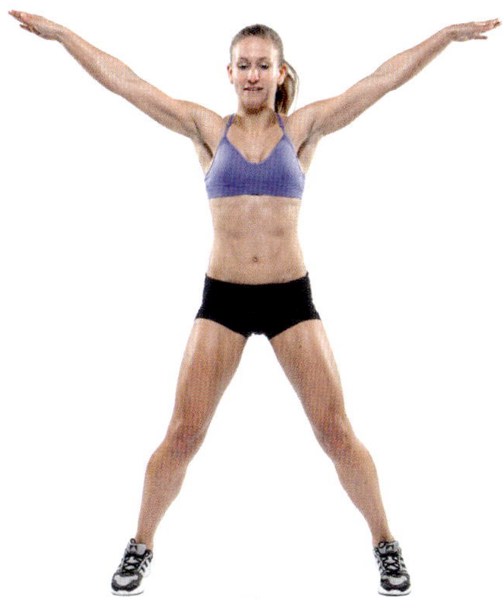

3

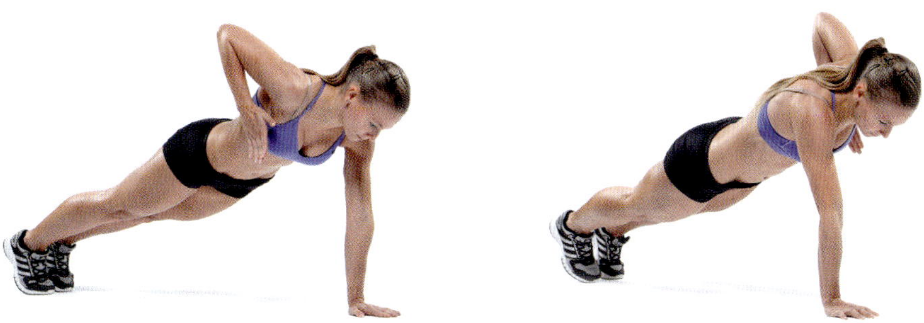

WARM-UP Warm-up 3

2 Minuten

1.

20 Sekunden • **Kick Ass**

2.

20 Sekunden • **Standing Wall Push-up**

3.

20 Sekunden • **Hip Twist**

Diese 3 Übungen 2 Minuten lang ausführen.

Hinweise

Bei Übung 2 lieber auf einen Partner als an eine Wand stützen.

Bei Übung 3 während der 20 Sekunden die Drehrichtung ändern.

1

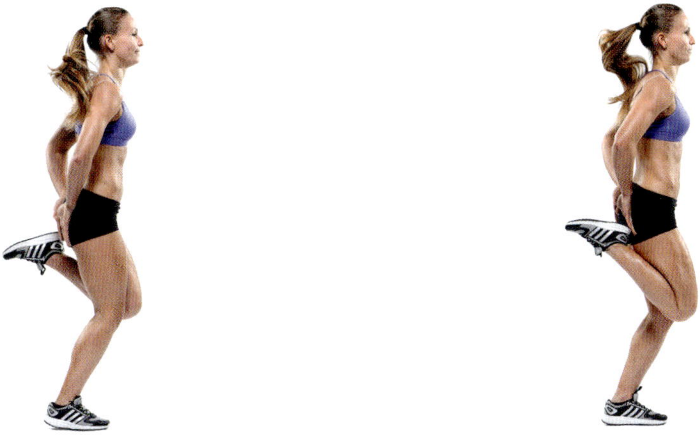

2

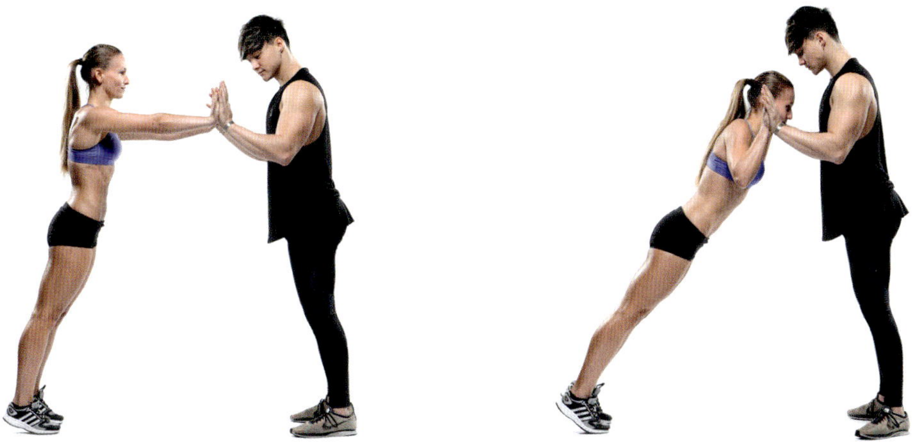

3

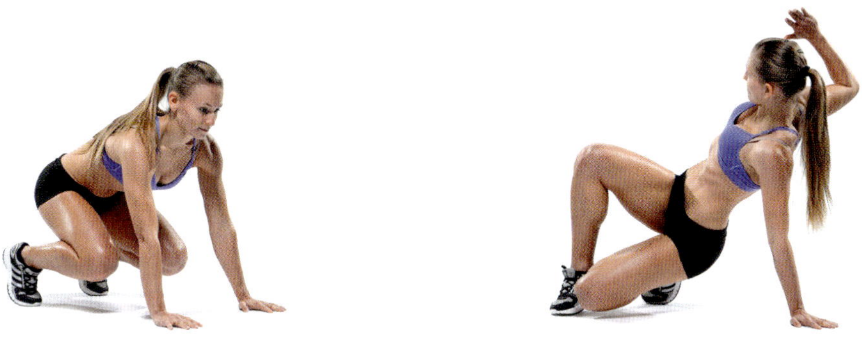

WARM-UP Warm-up 4

2 Minuten

1.

20 Sekunden • **High Knee + Twist**

2.

20 Sekunden • **Lying Back Press**

3.

20 Sekunden • **Beast Unload**

Diese 3 Übungen 2 Minuten lang ausführen.

Hinweis

Bei Übung 1 nach jeder Wiederholung die Richtung wechseln.

1

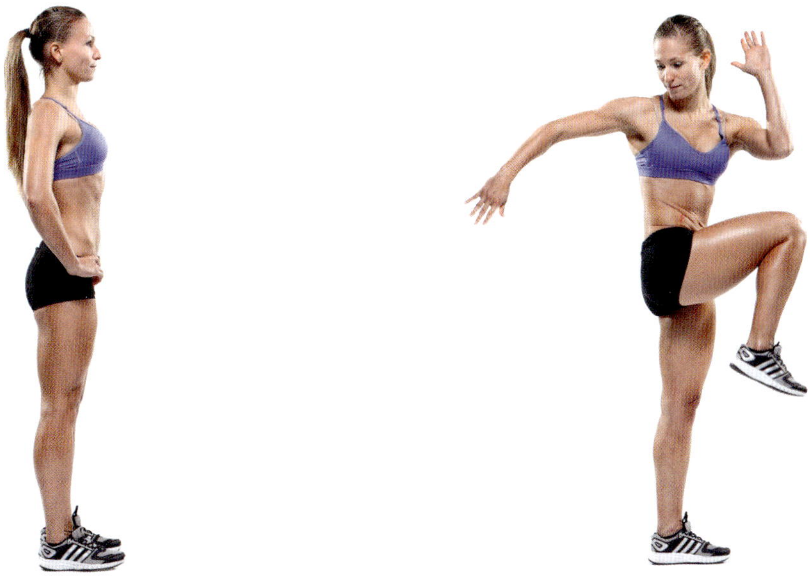

2

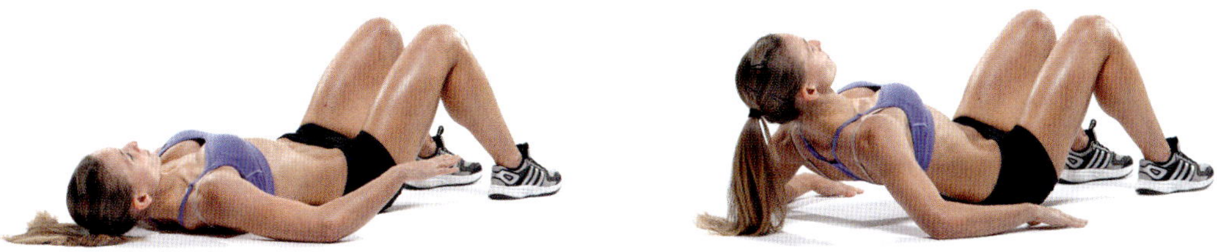

3

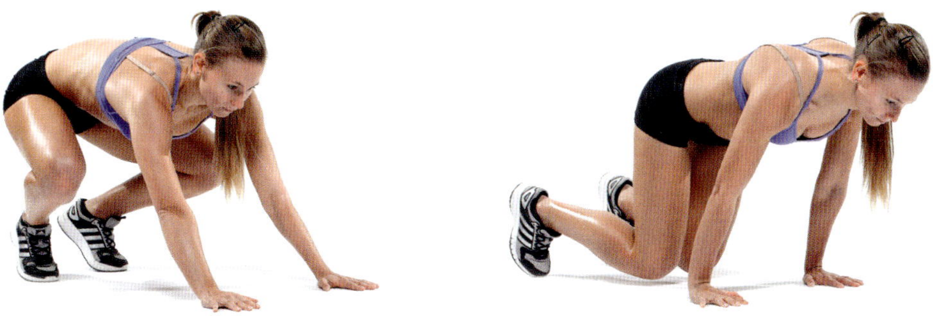

WARM-UP Warm-up 5

2 Minuten

1.

20 Sekunden • **Baby Rock**

2.

20 Sekunden • **Hip Dip Plank**

3.

20 Sekunden • **Crab Reach**

Diese 3 Übungen 2 Minuten lang ausführen.

Hinweise

Bei Übung 2 während der 20 Sekunden ständig die Richtung wechseln.

Bei Übung 3 den ersten Satz mit freiem rechtem Arm ausführen, den zweiten mit freiem linkem Arm.

1

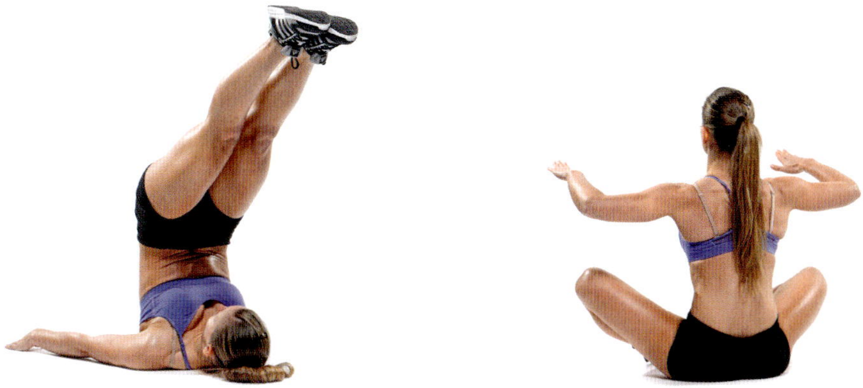

2

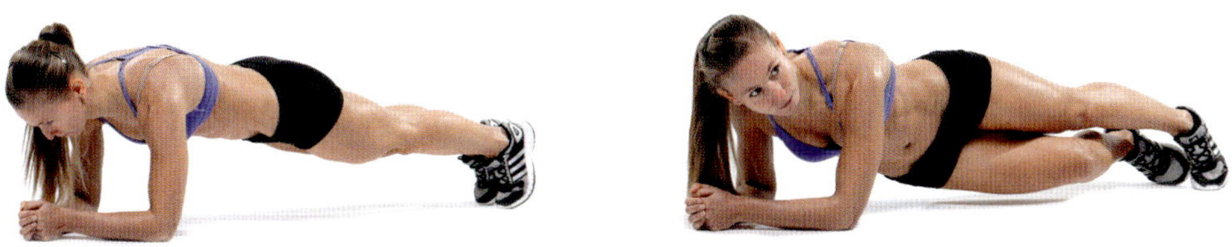

3

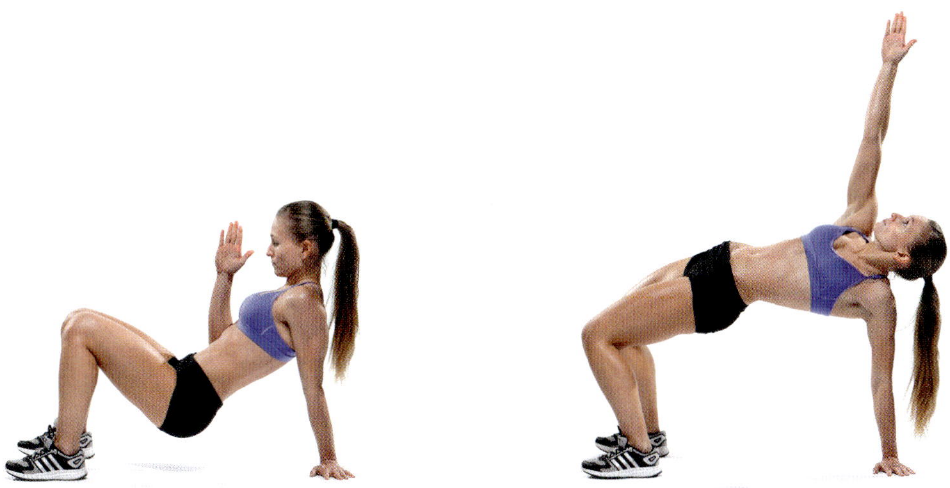

WOCHE 1 Workout 1

8 Minuten

2 Minuten • **WARM-UP** • Zwischen Warm-up 1–5 auf den Seiten 14–23 wählen.

1.

15 Sekunden • **Tip Toes Squat** • 15 Sekunden Pause

2.

15 Sekunden • **Low Row** • 15 Sekunden Pause

Diese beiden Übungen 8-mal wiederholen.

1

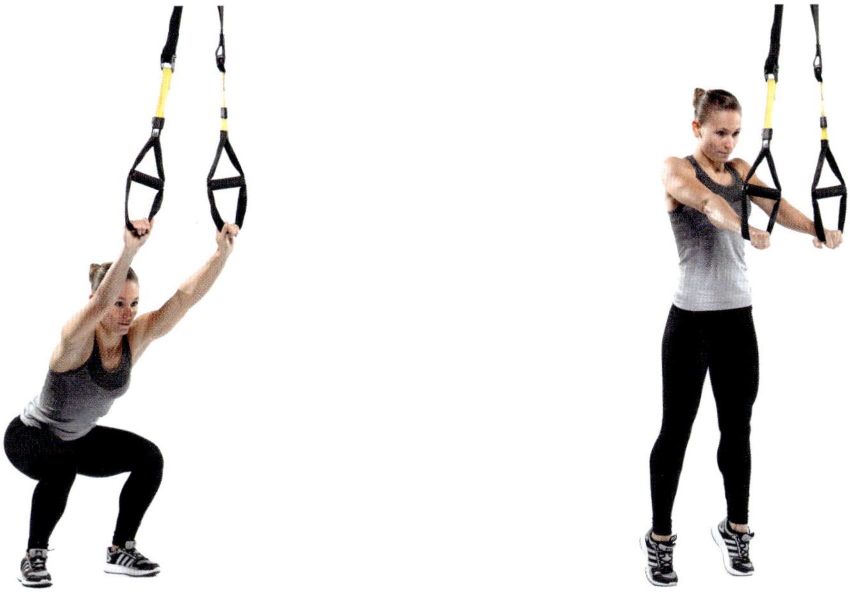

2

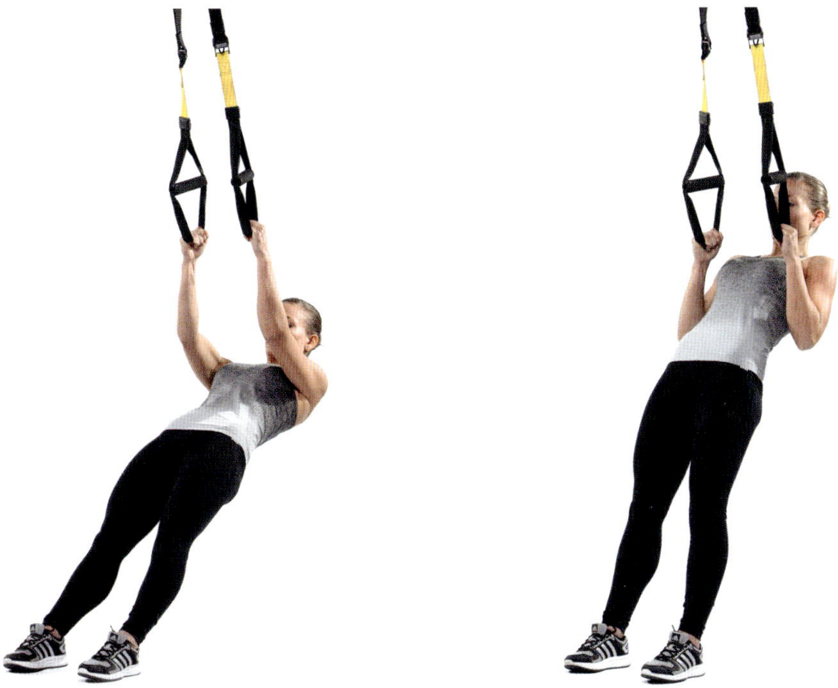

WOCHE 1 Workout 2

8 Minuten

2 Minuten • WARM-UP • Zwischen Warm-up 1–5 auf den Seiten 14–23 wählen.

1.

15 Sekunden • Front Lunge + T • 15 Sekunden Pause

2.

15 Sekunden • Kneeling Push-up • 15 Sekunden Pause

Diese beiden Übungen 8-mal wiederholen.

Hinweis

Bei Übung 1 bei jeder Wiederholung die Seite des Beins, das vorne steht, wechseln.

1

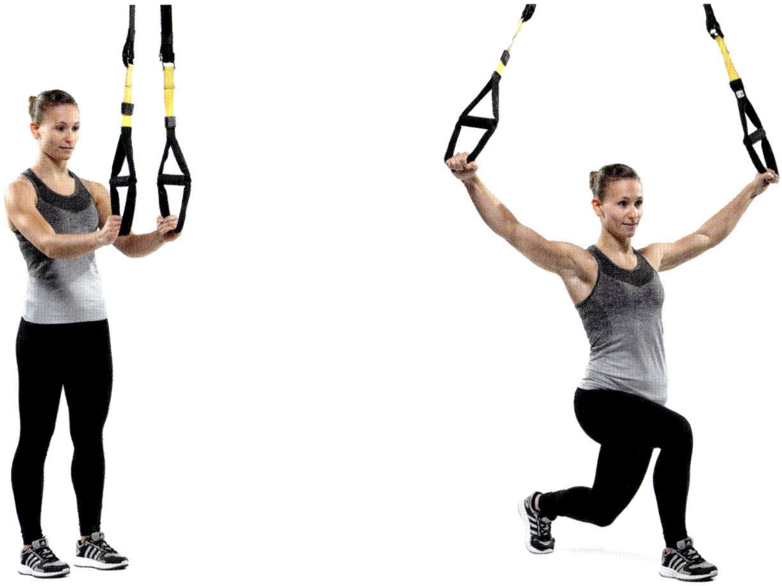

2

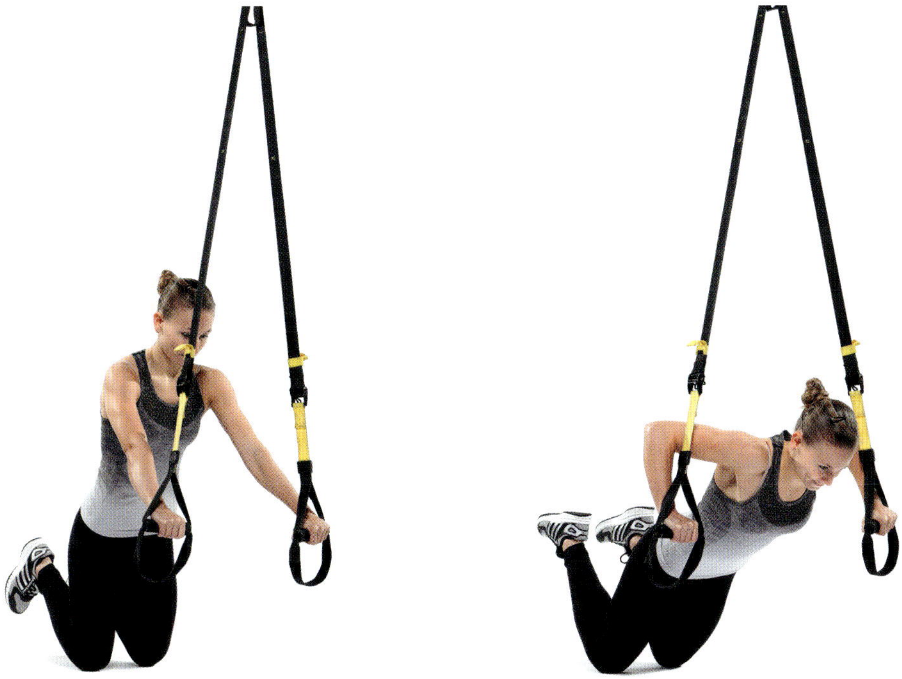

WOCHE 1 Workout 3

8 Minuten

2 Minuten • **WARM-UP** • Zwischen Warm-up 1–5 auf den Seiten 14–23 wählen.

1.

15 Sekunden • **Pull-up** • 15 Sekunden Pause

2.

15 Sekunden • **Triceps Press** • 15 Sekunden Pause

Diese beiden Übungen 8-mal wiederholen.

1

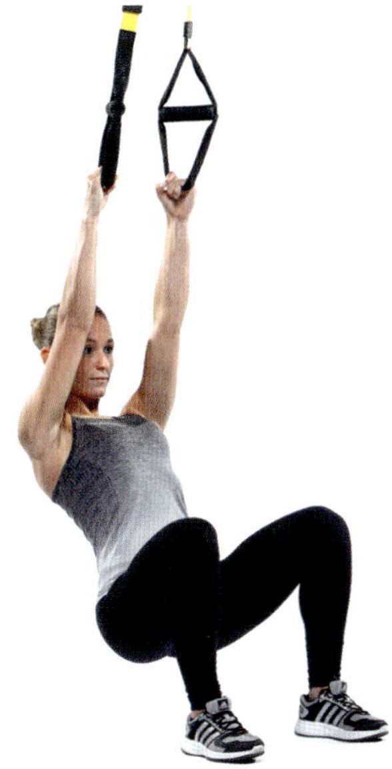

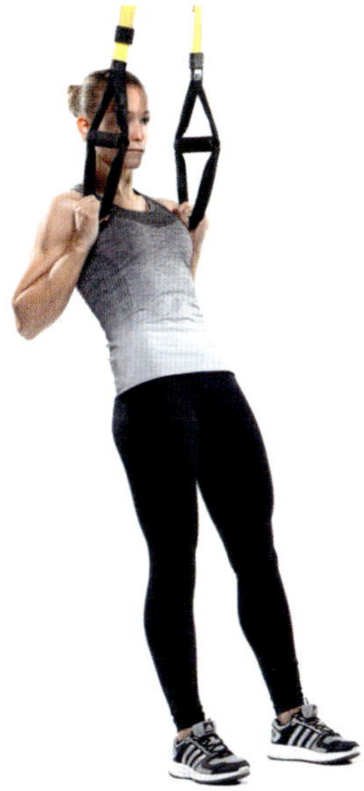

2

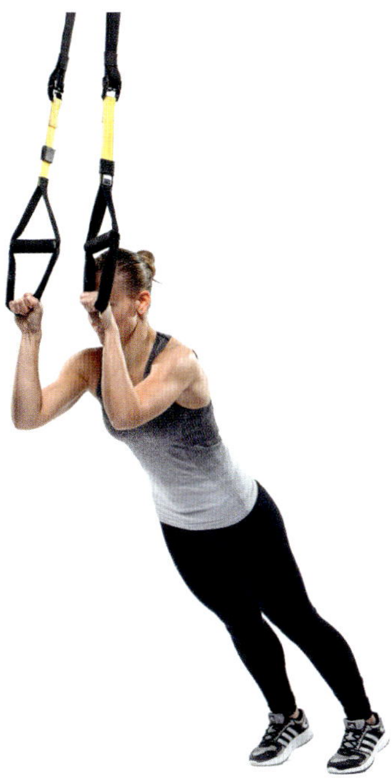

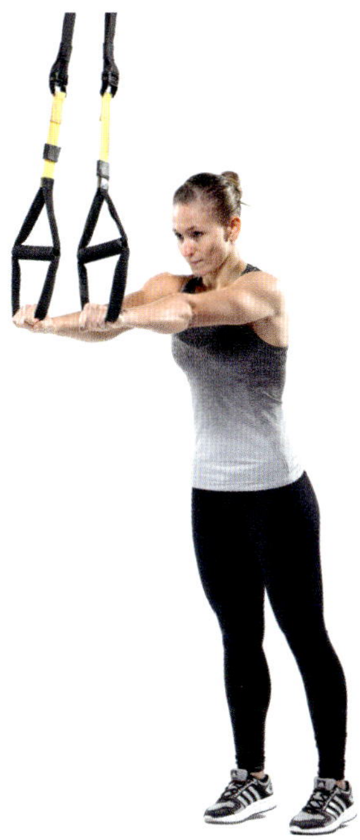

WOCHE 2 Workout 1

8 Minuten

2 Minuten • WARM-UP • Zwischen Warm-up 1–5 auf den Seiten 14–23 wählen.

1.

15 Sekunden • **Side Lunge** • 15 Sekunden Pause

2.

15 Sekunden • **High Row** • 15 Sekunden Pause

Diese beiden Übungen 8-mal wiederholen.

Hinweis

Bei Übung 1 bei jeder Wiederholung die Richtung wechseln.

1

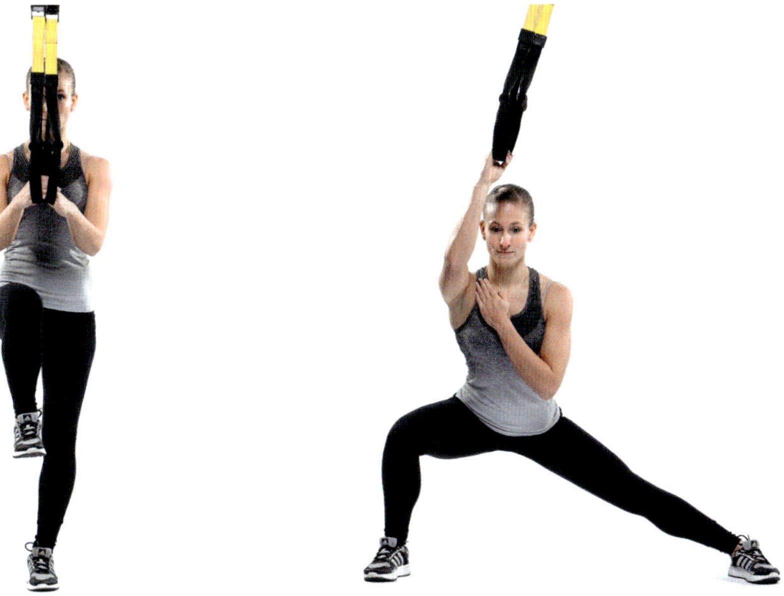

2

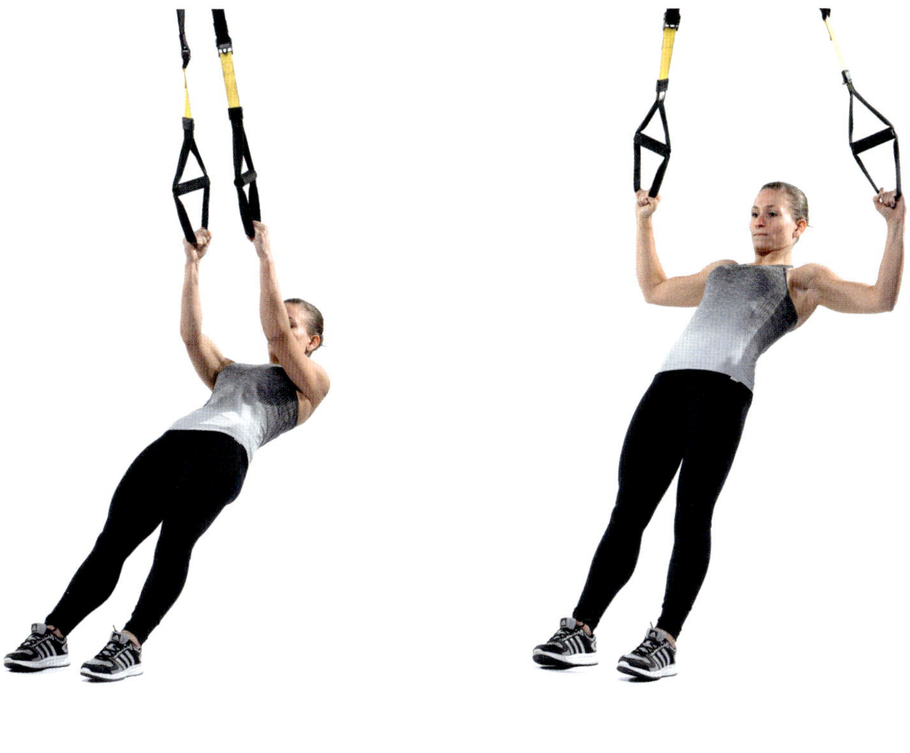

WOCHE 2 Workout 2

8 Minuten

2 Minuten • WARM-UP • Zwischen Warm-up 1–5 auf den Seiten 14–23 wählen.

1.

15 Sekunden • **Squat + Power Pull** • 15 Sekunden Pause

2.

15 Sekunden • **Narrow Chest Press** • 15 Sekunden Pause

Diese beiden Übungen 8-mal wiederholen.

Hinweis

Bei Übung 1 nach jedem Zyklus die Seite wechseln: 4 Sätze mit Drehung nach rechts, dann 4 Sätze mit Drehung nach links.

1

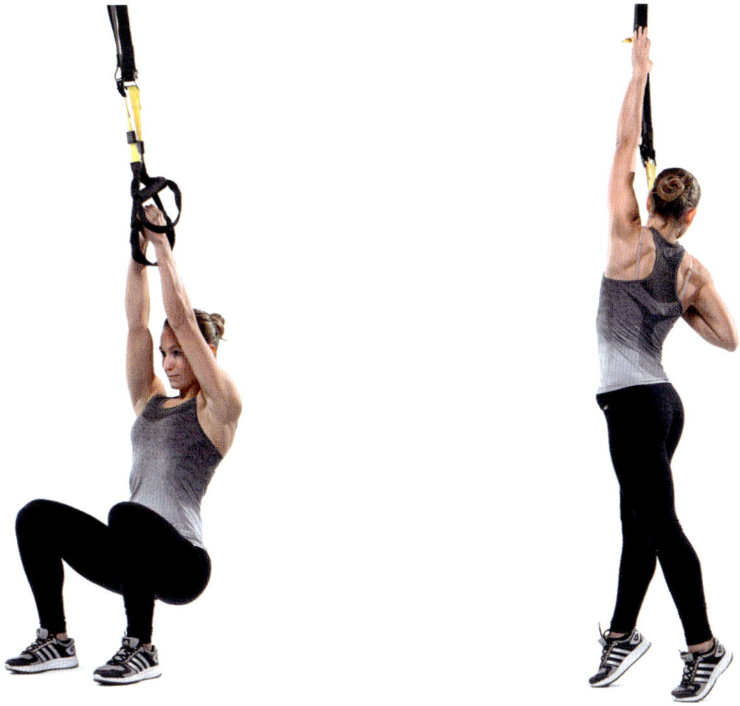

2

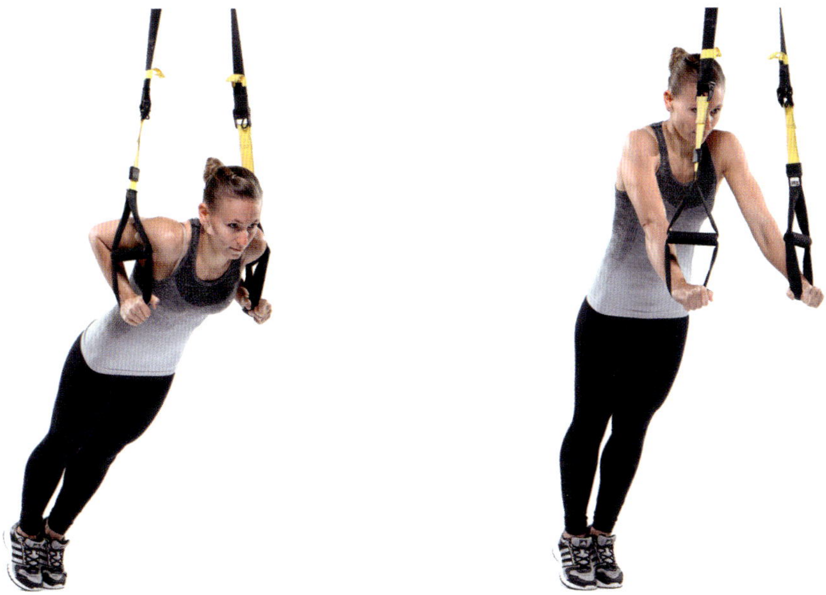

WOCHE 2 Workout 3

8 Minuten

2 Minuten • WARM-UP • Zwischen Warm-up 1–5 auf den Seiten 14–23 wählen.

1.

15 Sekunden • **Floating Lunge** • 15 Sekunden Pause

2.

15 Sekunden • **Biceps Curl** • 15 Sekunden Pause

Diese beiden Übungen 8-mal wiederholen.

Hinweis

Bei Übung 1 das Bein nach jedem Satz wechseln, also 4-mal das rechte Bein, 4-mal das linke Bein.

1

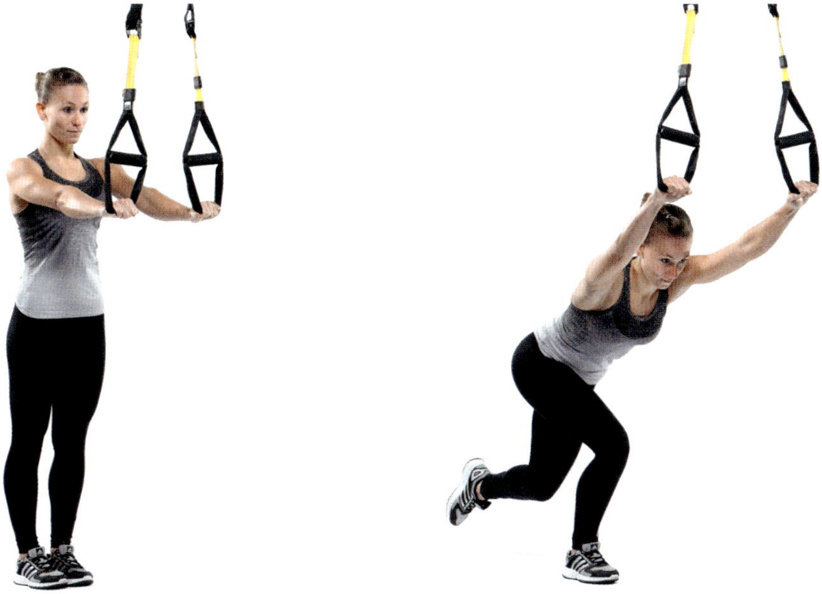

2

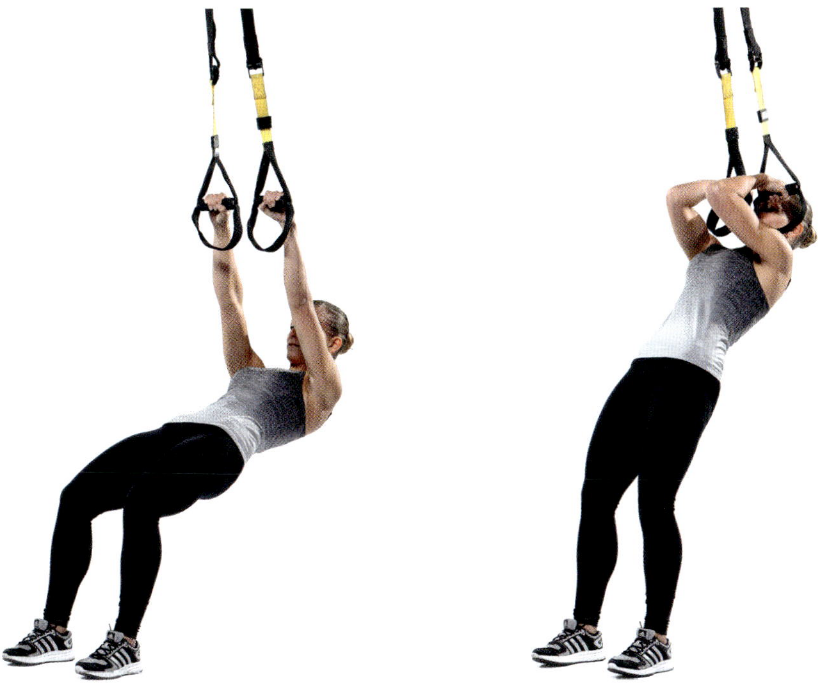

WOCHE 3 Workout 1

8 Minuten

2 Minuten • **WARM-UP** • Zwischen Warm-up 1–5 auf den Seiten 14–23 wählen.

1.

15 Sekunden • **Biceps Clutch** • 15 Sekunden Pause

2.

15 Sekunden • **Bridge Tuck** • 15 Sekunden Pause

Diese beiden Übungen 8-mal wiederholen.

1

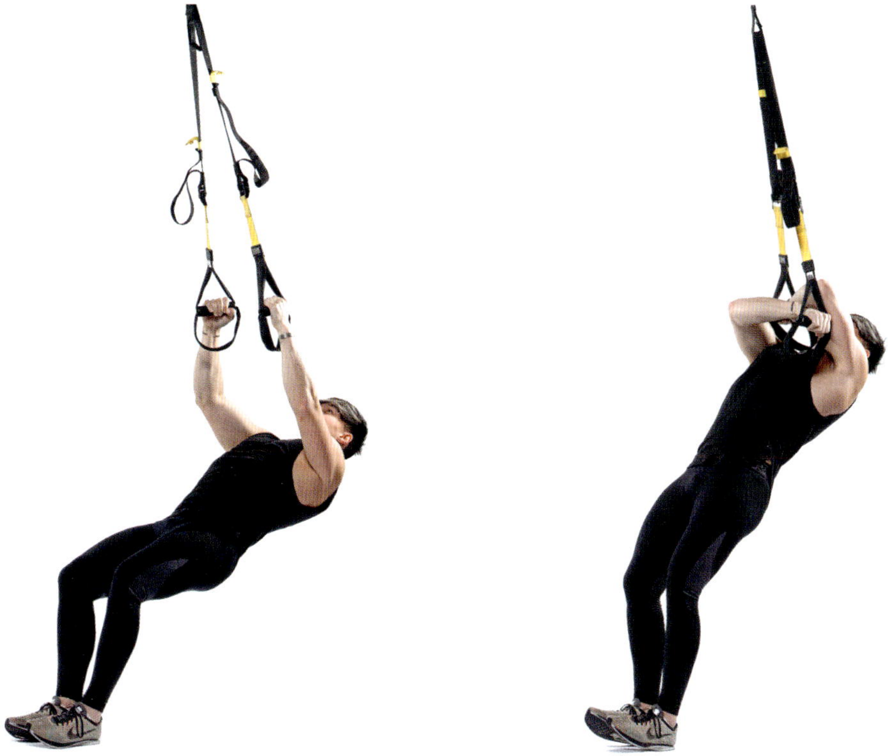

2

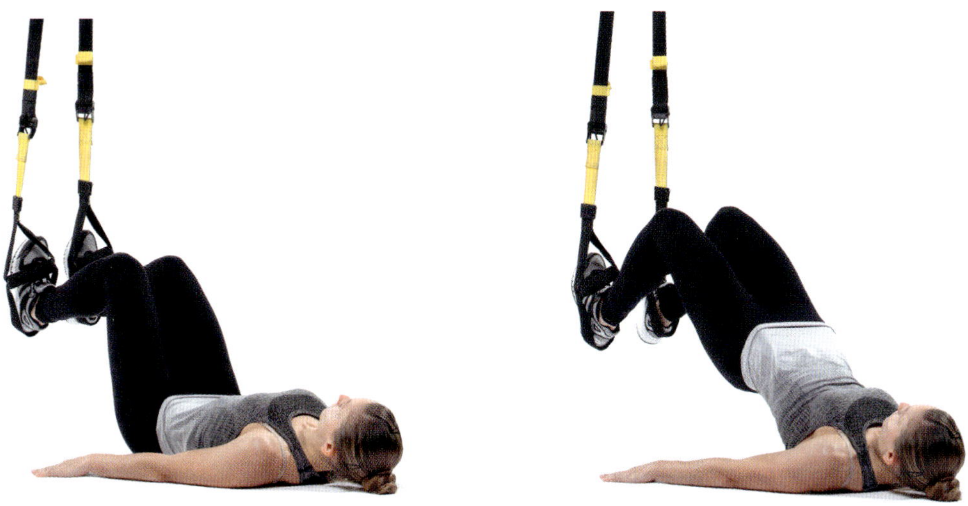

WOCHE 3 Workout 2

8 Minuten

2 Minuten • WARM-UP • Zwischen Warm-up 1–5 auf den Seiten 14–23 wählen.

1.

15 Minuten • Torso • 15 Sekunden Pause

2.

15 Sekunden • Skaters • 15 Sekunden Pause

Diese beiden Übungen 8-mal wiederholen.

Hinweis

Bei Übung 1 ständig die Drehrichtung wechseln.

1

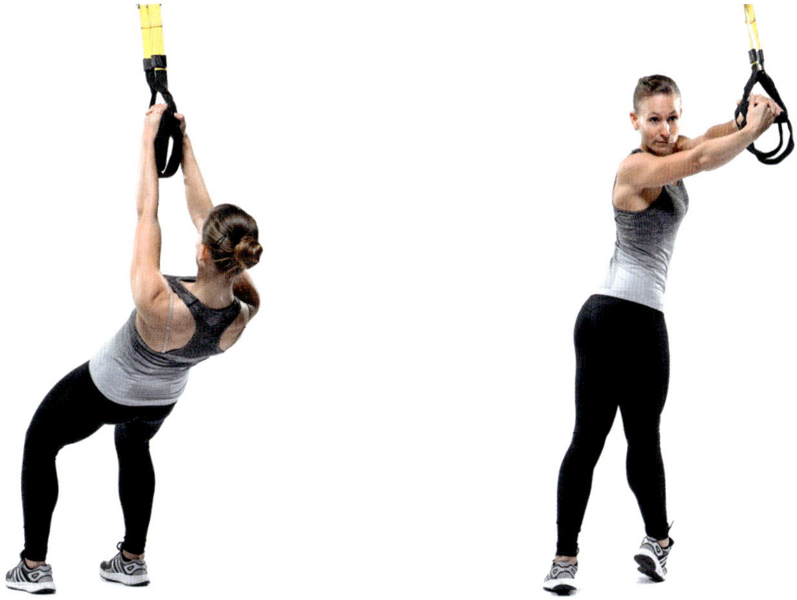

2

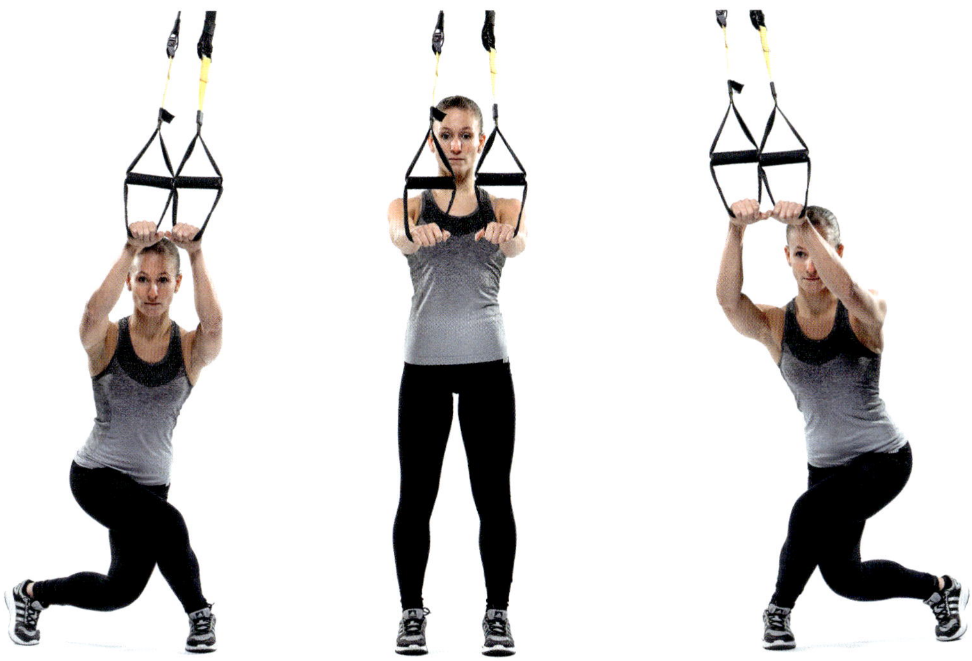

WOCHE 3 Workout 3

8 Minuten

2 Minuten • WARM-UP • Zwischen Warm-up 1–5 auf den Seiten 14–23 wählen.

1.

15 Sekunden • Y to T • 15 Sekunden Pause

2.

15 Sekunden • Sprinter Start • 15 Sekunden Pause

Diese beiden Übungen 8-mal wiederholen.

Hinweis

Bei Übung 2 bei jedem Satz das Bein wechseln, also 4-mal rechtes Bein, 4-mal linkes Bein.

1

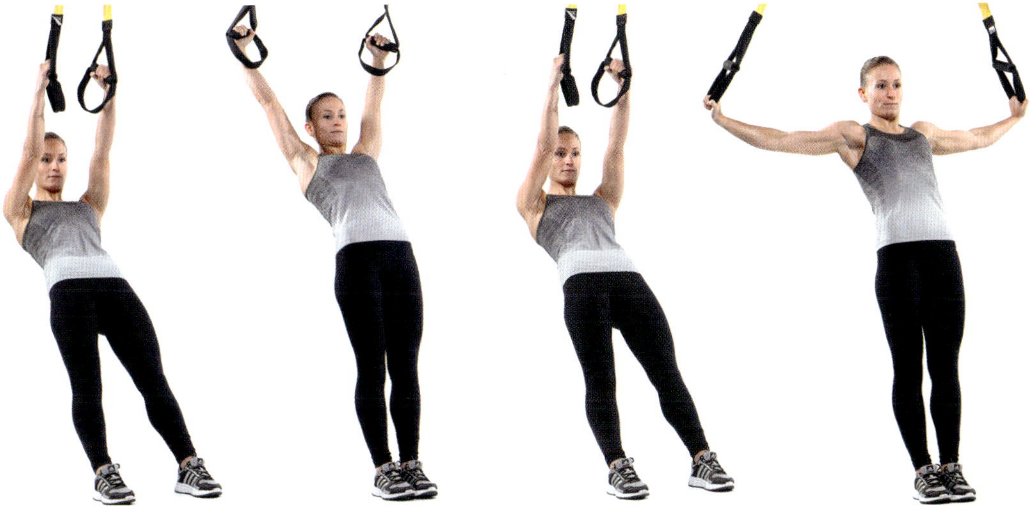

2

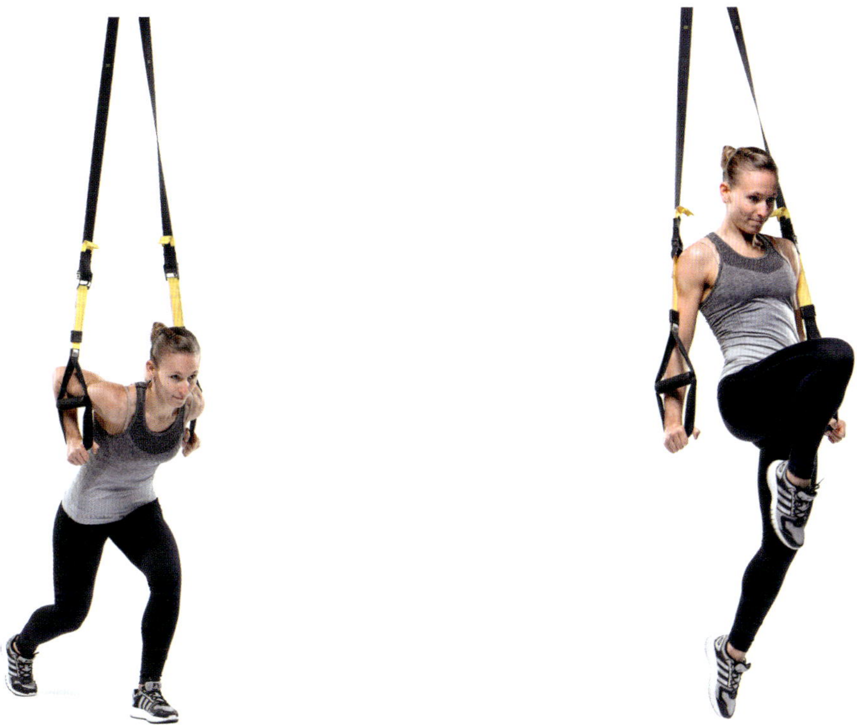

WOCHE 4 Workout 1

8 Minuten

2 Minuten • **WARM-UP** • Zwischen Warm-up 1–5 auf den Seiten 14–23 wählen.

1.

15 Sekunden • **Tip Toes Squat to Side Lunge** • 15 Sekunden Pause

2.

15 Sekunden • **Pull-up** • 15 Sekunden Pause

Diese beiden Übungen 8-mal wiederholen.

Hinweis

Bei Übung 1 nach jedem Squat die Richtung wechseln.

1

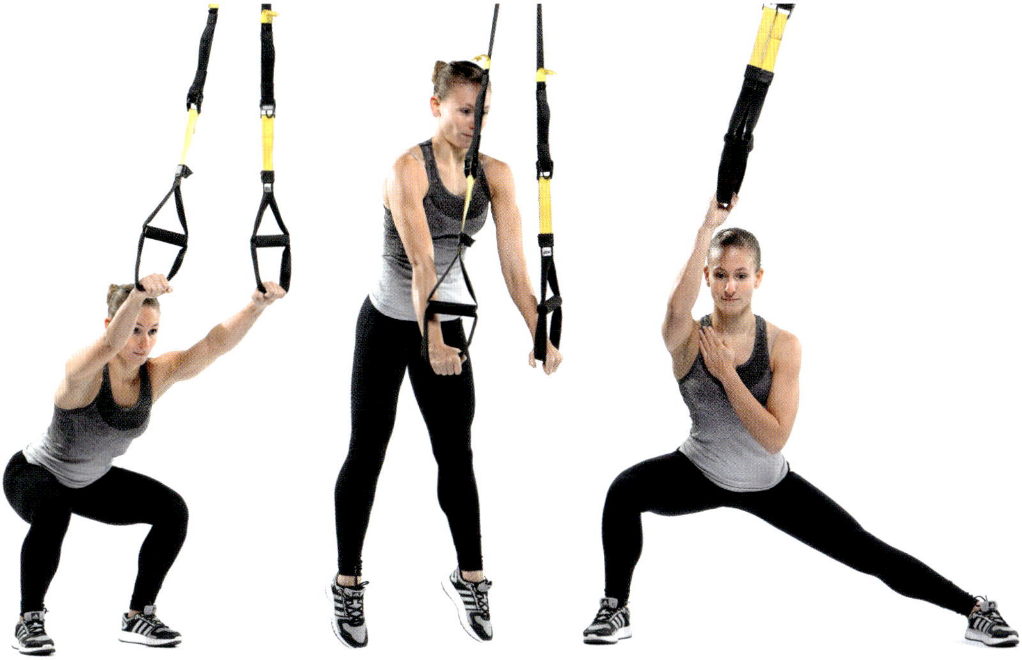

2

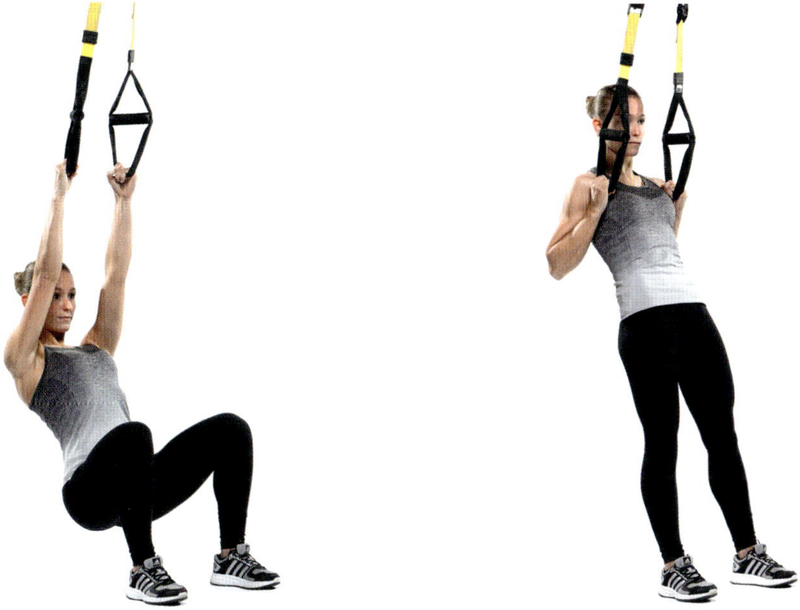

WOCHE 4 Workout 2

8 Minuten

2 Minuten • **WARM-UP** • Zwischen Warm-up 1–5 auf den Seiten 14–23 wählen.

1.

15 Sekunden • **Low Row to High Row** • 15 Sekunden Pause

2.

15 Sekunden • **Pike** • 15 Sekunden Pause

Diese beiden Übungen 8-mal wiederholen.

1

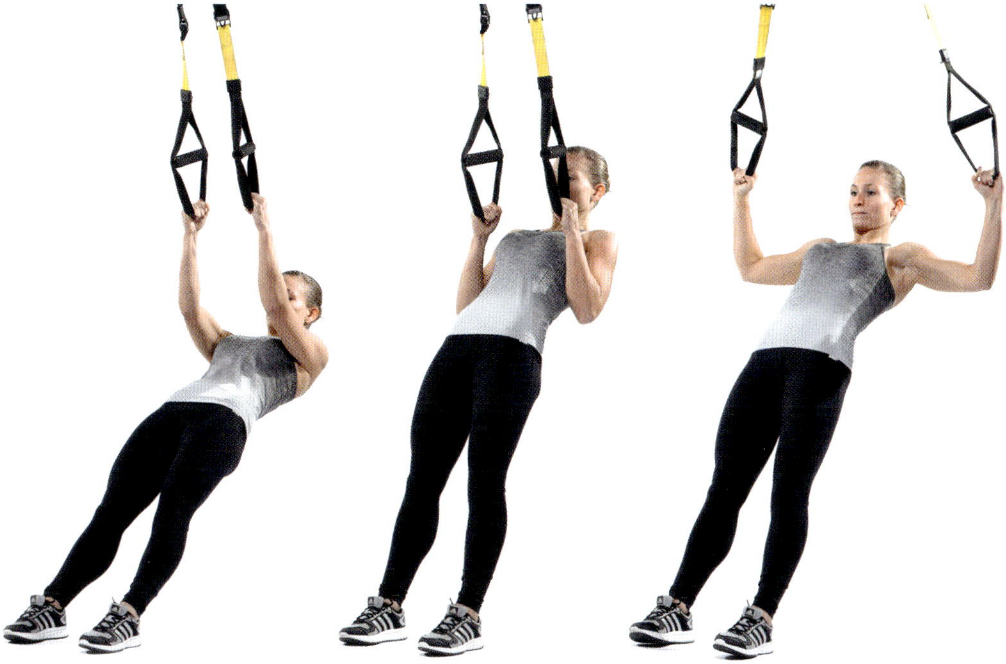

2

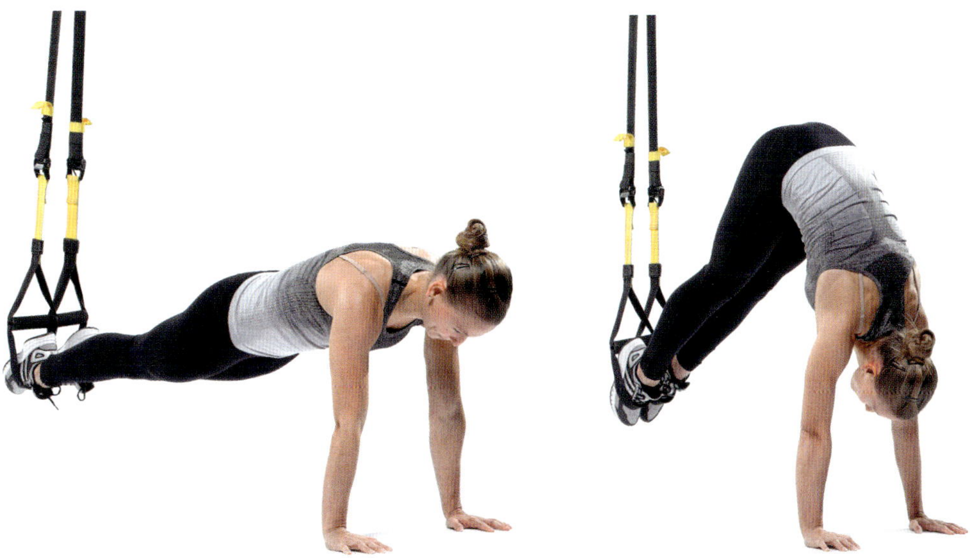

WOCHE 4 **Workout 3** 8 Minuten

2 Minuten • **WARM-UP** • Zwischen Warm-up 1–5 auf den Seiten 14–23 wählen.

1.

15 Sekunden • **Biceps Clutch to High Row** • 15 Sekunden Pause

2.

15 Sekunden • **Floating Lunge** • 15 Sekunden Pause

Diese beiden Übungen 8-mal wiederholen.

Hinweis

Bei Übung 2 das Bein nach jedem Satz wechseln, also 4-mal rechtes Bein, 4-mal linkes Bein.

1

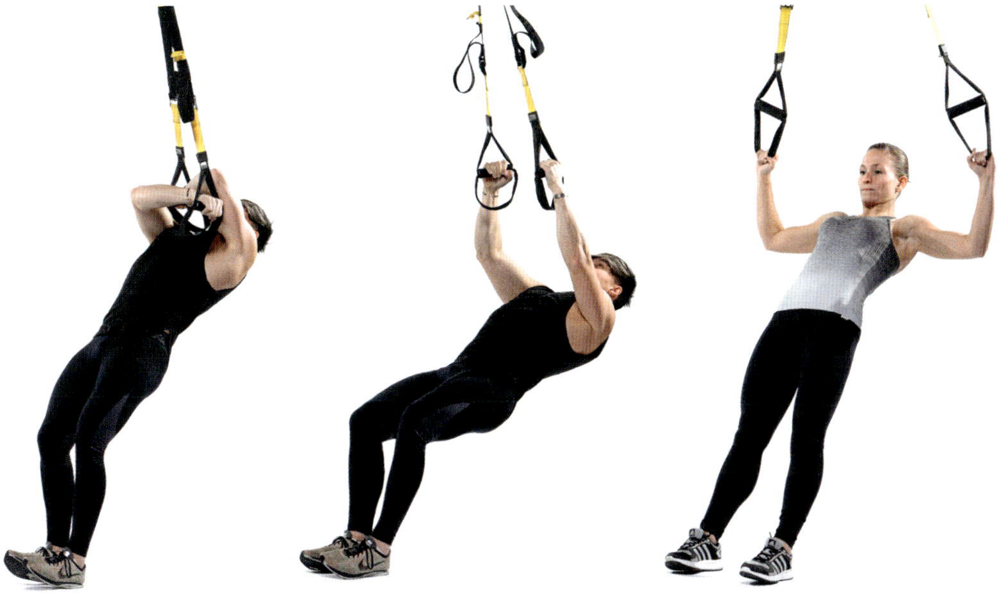

2

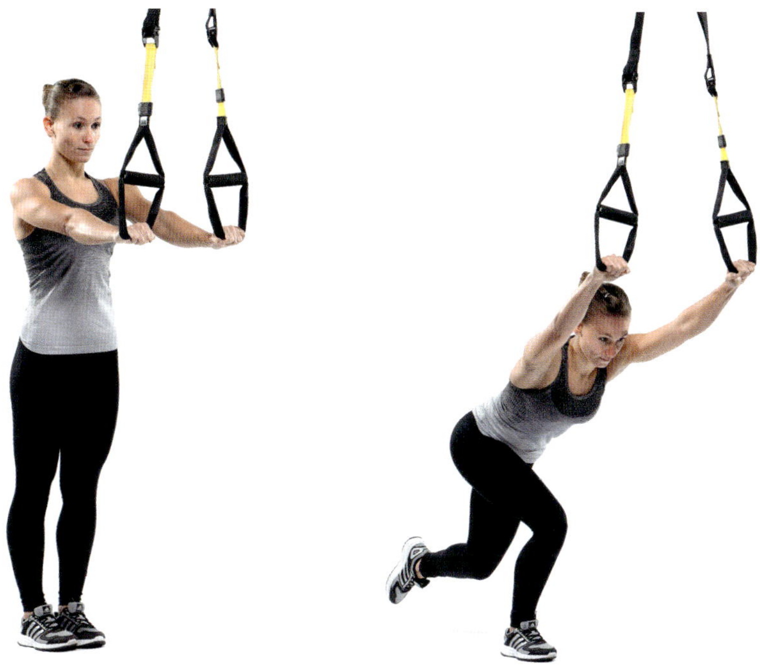

Programm für Fortgeschrittene

Das Programm für Fortgeschrittene schließt perfekt an das Programm für Anfänger an. Die Zahl der Workouts bleibt ähnlich, aber die Übungszeit steigert sich leicht, ebenso wie die Zahl der Übungen in einem Workout. Außerdem wird die Technik allmählich komplexer und damit auch die Intensität, die man bei der Ausführung empfindet.

Dieses Programm ist charakterisiert durch:

- vier Workouts pro Woche am Ende des Programms,
- mehr Übungen im Verlauf jedes Workouts,
- Steigerung der Intensität im Verhältnis zur Übungsdauer und erhöhte Komplexität der Übungen.

Wie beim ersten Programm beachte bitte die folgenden Tipps:

- Jedes Workout beginnt mit einem zweiminütigen Warm-up.
- Wähle dazu eines von fünf Warm-ups aus, die hier angegeben werden.

Wenn das Wort »to« erscheint, werden zwei Übungen hintereinander durchgeführt. Sie gelten aber nur als eine Wiederholung.

WARM-UP Warm-up 1

2 Minuten

1.

15 Sekunden • **Sissy Squat auf einem Bein**

2.

15 Sekunden • **Sissy Squat auf einem Bein**

3.

15 Sekunden • **90° Jumping Jack**

4.

15 Sekunden • **Wall Push-up**

Diese Übungen 2 Minuten lang im Wechsel ausführen

Hinweise

Bei Übung 1 und 2 das Bein nach jedem Satz wechseln.

Bei Übung 4 mit einem Partner üben, um die Intensität zu steigern.

1 2

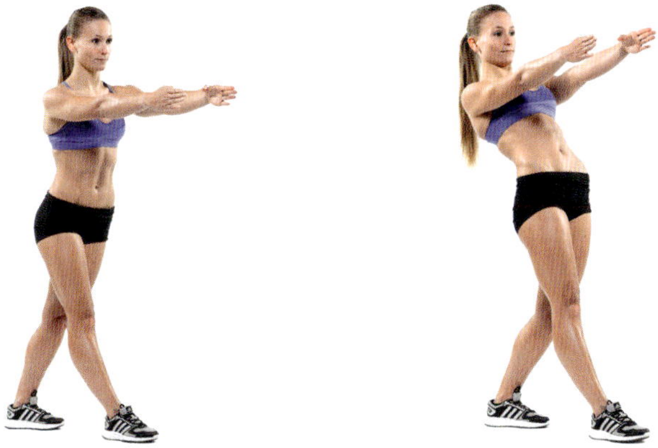

3

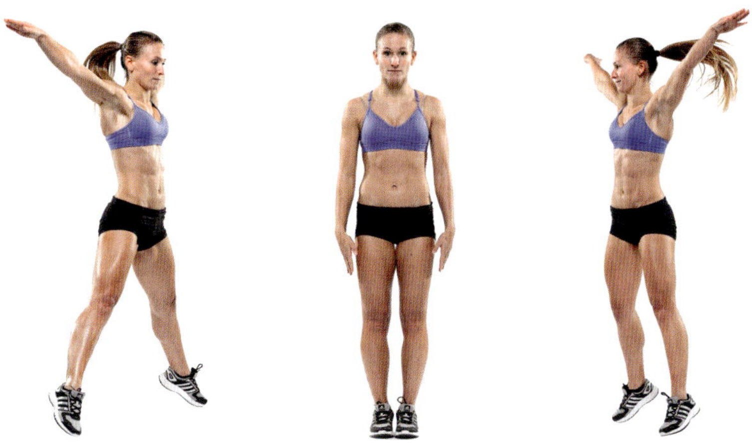

4

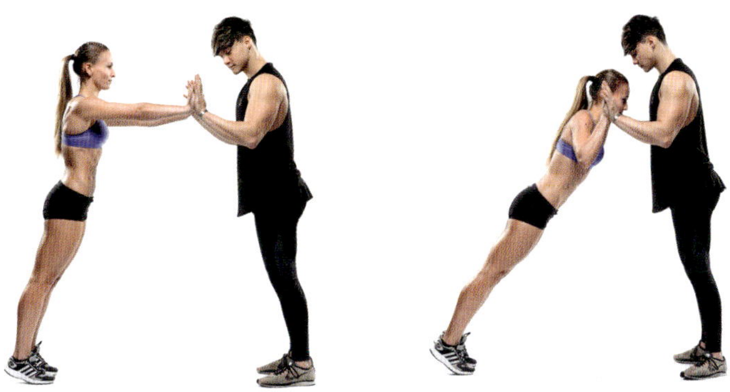

WARM-UP Warm-up 2

2 Minuten

1.

15 Sekunden • **Arm Swing Squat**

2.

15 Sekunden • **Reverse Snow Angel**

3.

15 Sekunden • **Elevated Blast-off Push-up**

4.

15 Sekunden • **Hip Dip Plank**

Diese 4 Übungen 2 Minuten lang ausführen.

Hinweis

Bei Übung 4 alle 15 Sekunden die Seite wechseln.

1

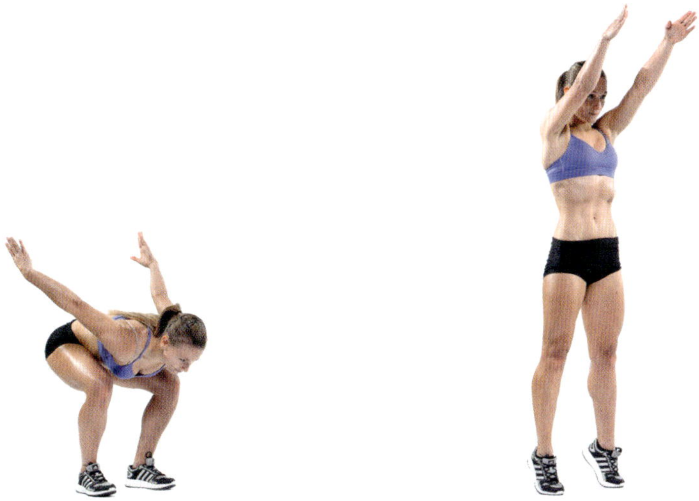

2

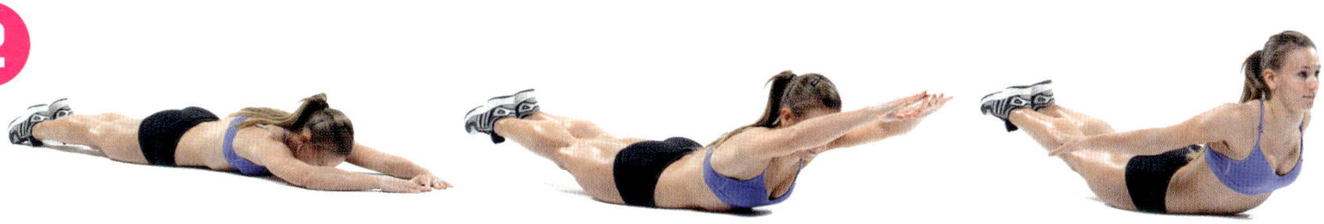

3

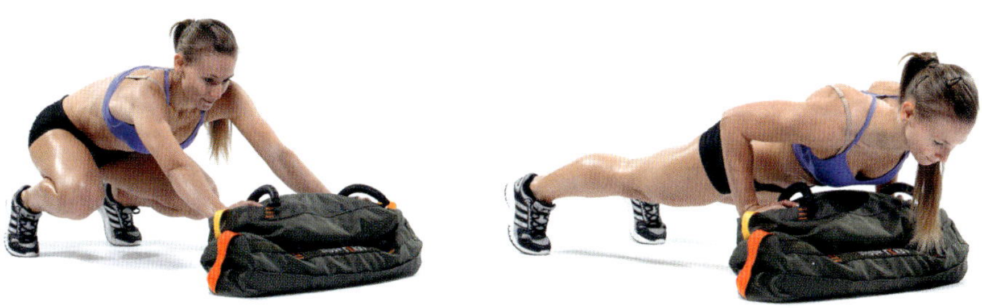

4

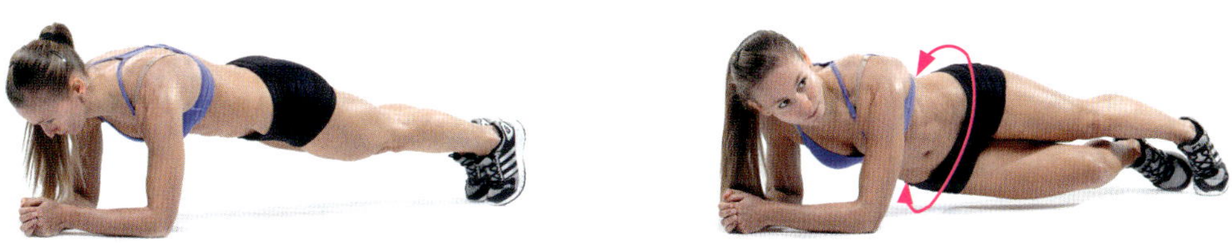

WARM-UP Warm-up 3

2 Minuten

1.

15 Sekunden • **Plank Leg Pulse** • rechtes Bein

2.

15 Sekunden • **Plank Leg Pulse** • linkes Bein

3.

15 Sekunden • **Russian Twist**

4.

15 Sekunden • **Mountain Climber**

Diese 4 Übungen im Wechsel 2 Minuten lang wiederholen.

1

2

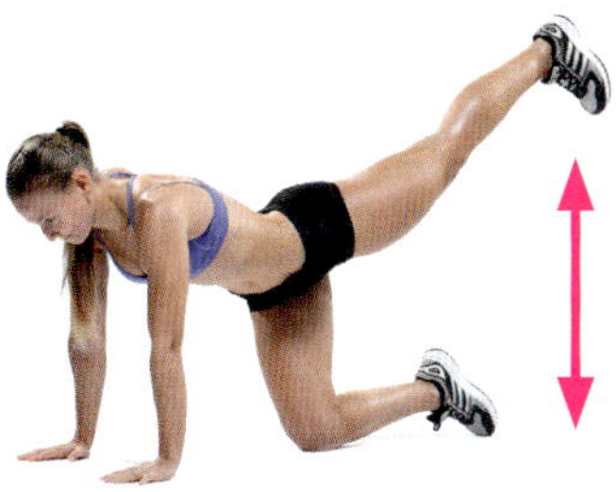

3

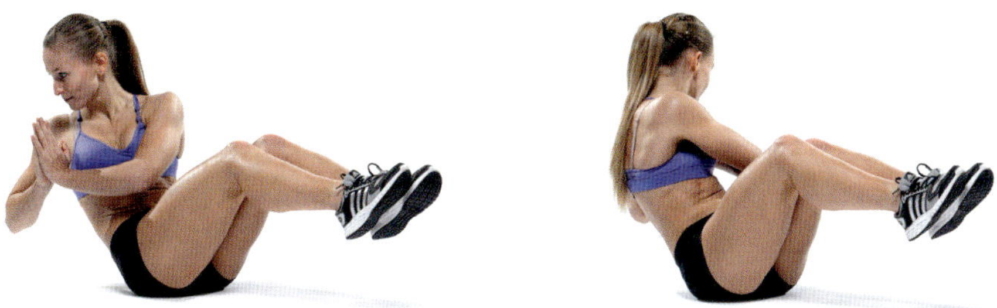

4

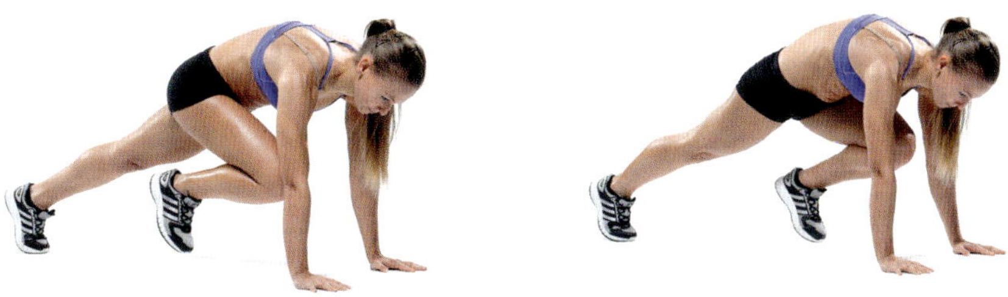

WARM-UP Warm-up 4

2 Minuten

1.

15 Sekunden • **Elevated Push-up**

2.

15 Sekunden • **Kneeling Squat + Twist**

3.

15 Sekunden • **Kick Ass**

4.

15 Sekunden • **Kneeling Squat + Twist**

Diese 4 Übungen im Wechsel 2 Minuten lang wiederholen.

Hinweise

Bei Übung 1 die Bewegungen je nach Trainingsniveau mit einer mehr oder weniger hohen Stütze ausführen. Die Übung sollte ein Warm-up bleiben, daher in dieser Phase nicht zu intensiv trainieren.

Bei den Übungen 2 und 4 den ganzen Satz mit wechselndem Bein ausführen.

1

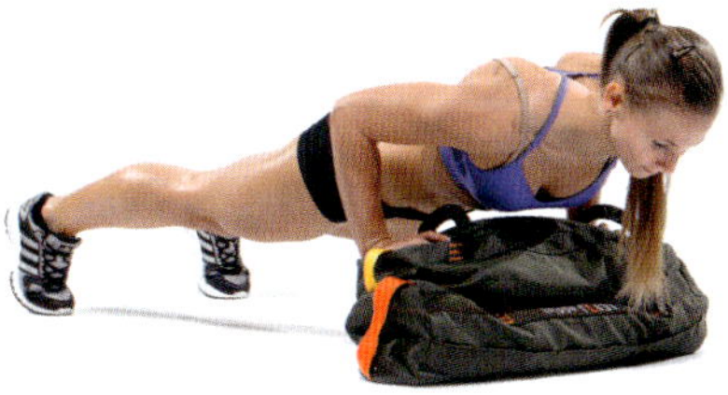

2 4

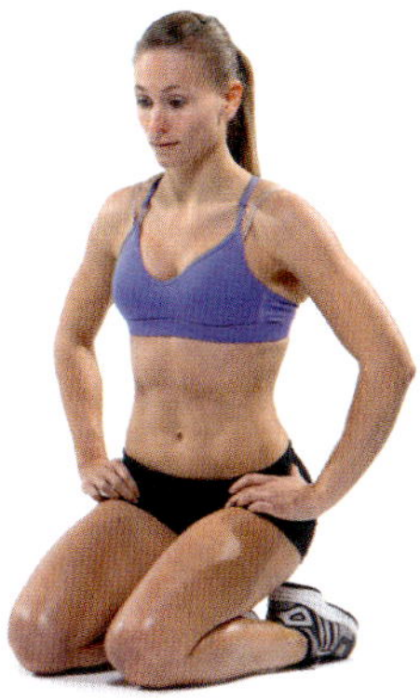

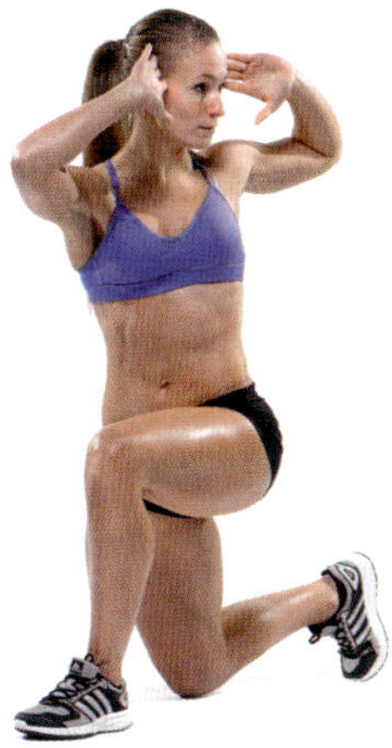

3

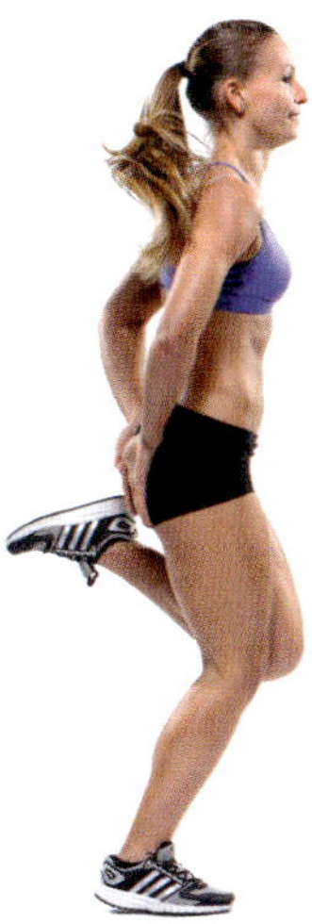

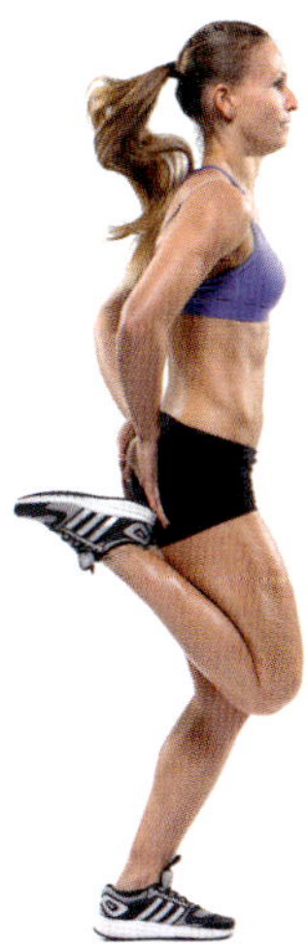

WARM-UP Warm-up 5

2 Minuten

1.

15 Sekunden • **Gorilla Squat**

2.

15 Sekunden • **Candlestick Roll**

3.

15 Sekunden • **Brazilian Jiu Jitsu Bridge**

4.

15 Sekunden • **Front Step**

Diese 4 Übungen im Wechsel 2 Minuten lang wiederholen.

Hinweise

Bei Übung 3 bei jeder Wiederholung die Richtung wechseln.

Bei Übung 4 den gesamten ersten Satz in eine Richtung ausführen, den zweiten in die andere.

1

2

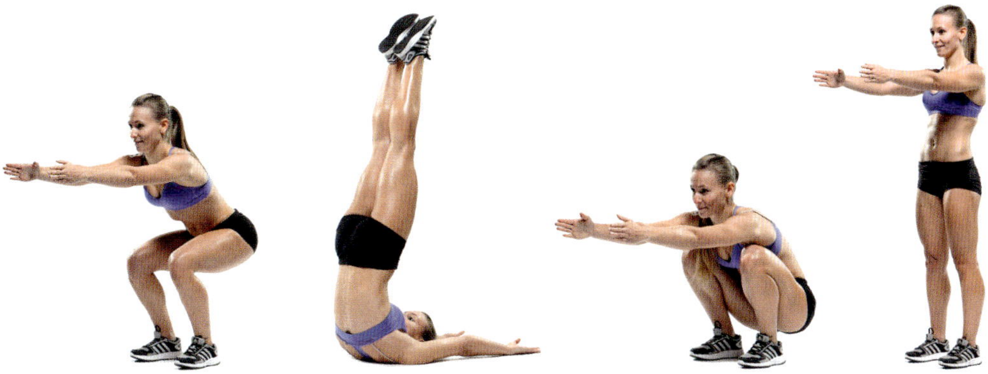

3

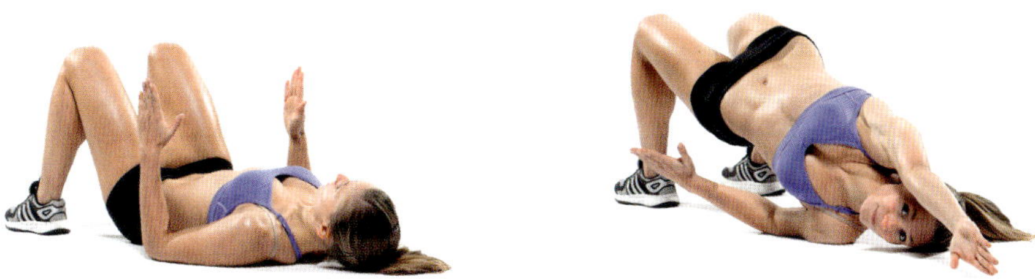

4

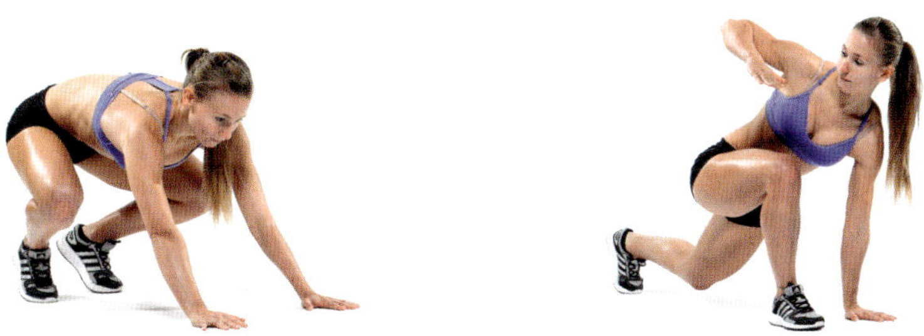

WOCHE 1 Workout 1

10 Minuten

2 Minuten • **WARM-UP** • Zwischen Warm-up 1–5 auf den Seiten 50–59 wählen.

1.

15 Sekunden • **Squat Jump** • danach 15 Sekunden Pause

2.

15 Sekunden • **Chest Fly** • danach 15 Sekunden Pause

Diese beiden Übungen 5-mal wiederholen.

3.

15 Sekunden • **Cossack** • danach 15 Sekunden Pause

4.

15 Sekunden • **Pull Press** • danach 15 Sekunden Pause

Diese beiden Übungen 5-mal wiederholen.

Hinweis

Bei Übung 3 nach jeder Wiederholung die Seite wechseln.

1

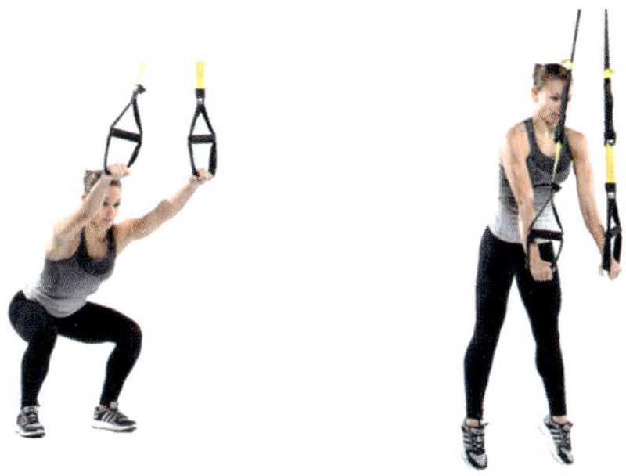

2

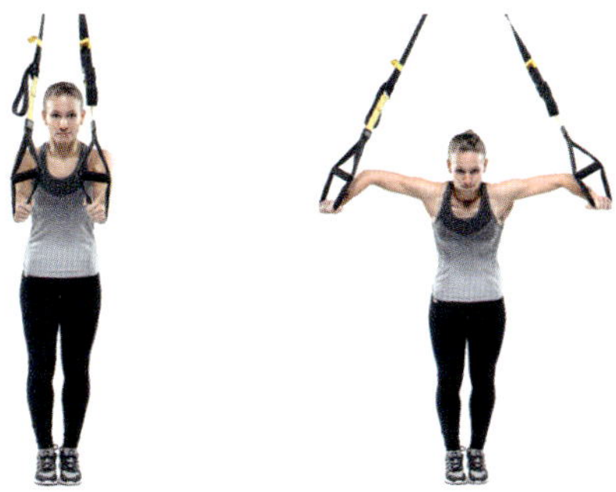

3

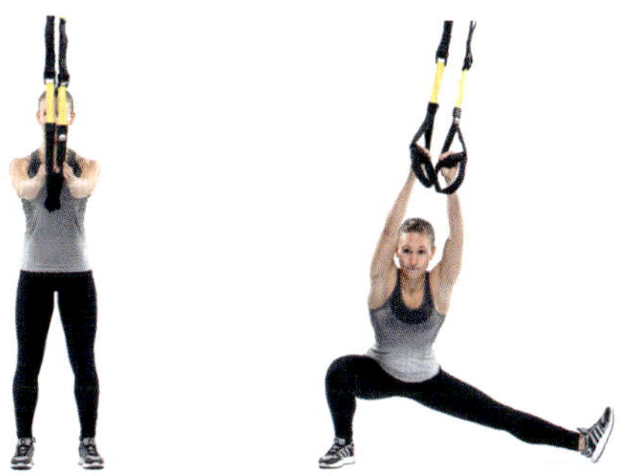

4

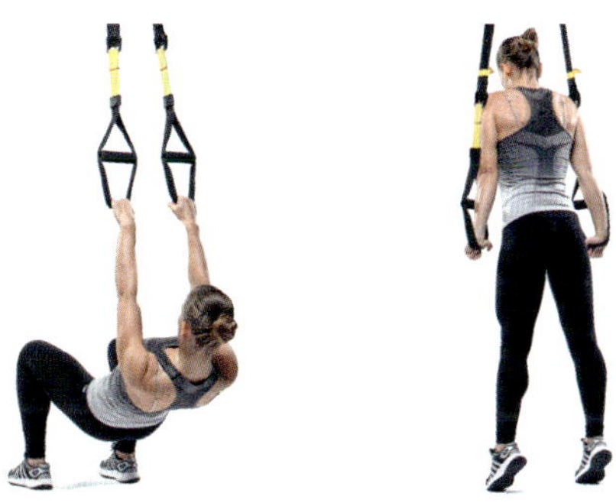

WOCHE 1 Workout 2

10 Minuten

2 Minuten • **WARM-UP** • Zwischen Warm-up 1–5 auf den Seiten 50–59 wählen.

1.

15 Sekunden • **Superman Hack Squat** • danach 15 Sekunden Pause

2.

15 Sekunden • **Chest Press** • danach 15 Sekunden Pause

Diese beiden Übungen 5-mal wiederholen.

3.

15 Sekunden • **Skater Jump** • danach 15 Sekunden Pause

4.

15 Sekunden • **Single Arm Pull-up** • danach 15 Sekunden Pause

Diese beiden Übungen 5-mal wiederholen.

Hinweis

Bei Übung 4 den aktiven Arm bei jedem Satz wechseln.

1

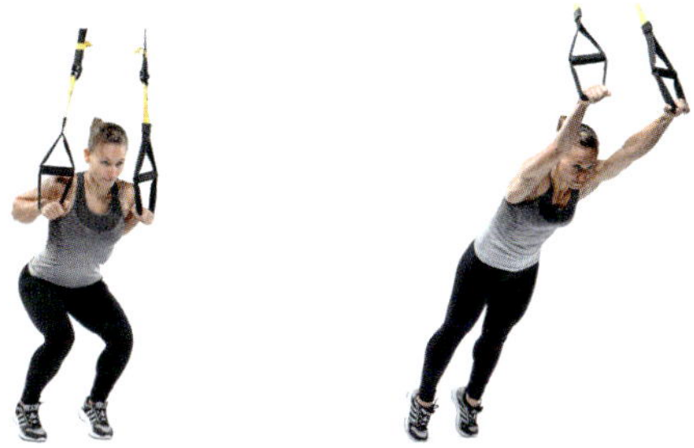

2

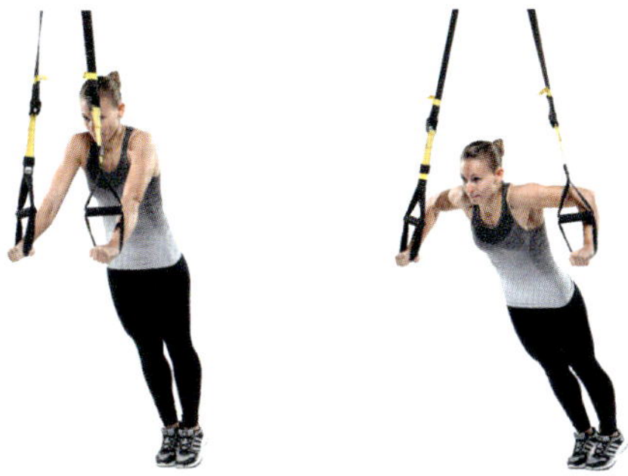

3

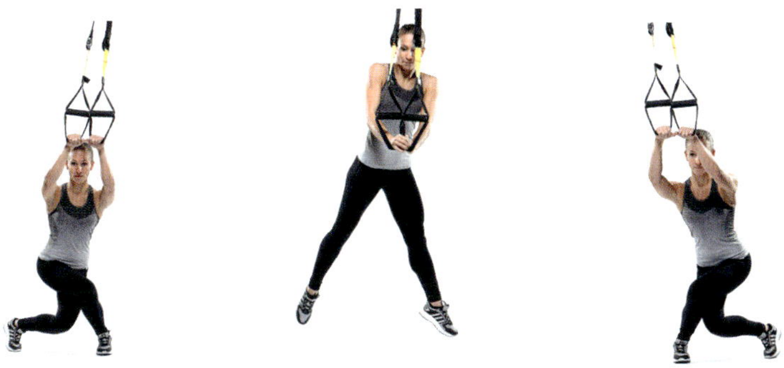

4

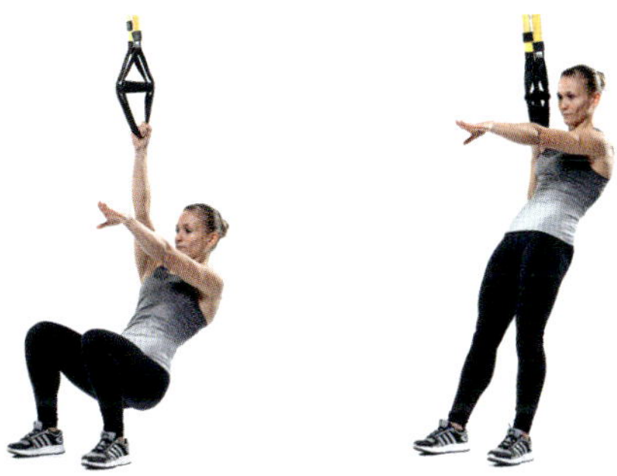

WOCHE 2 Workout 1

10 Minuten

2 Minuten • **WARM-UP** • Zwischen Warm-up 1–5 auf den Seiten 50–59 wählen.

1.

15 Sekunden • **Forg** • danach 15 Sekunden Pause

2.

15 Sekunden • **Power Pull** • danach 15 Sekunden Pause

Diese beiden Übungen 5-mal wiederholen.

3.

15 Sekunden • **Squat-down + Pistol-up** • danach 15 Sekunden Pause

4.

15 Sekunden • **Plank Builds** • danach 15 Sekunden Pause

Diese beiden Übungen 5-mal wiederholen.

Hinweise

Bei Übung 2 bei jedem Satz die Seite wechseln, bei Übung 3 nach jeder Wiederholung.

1

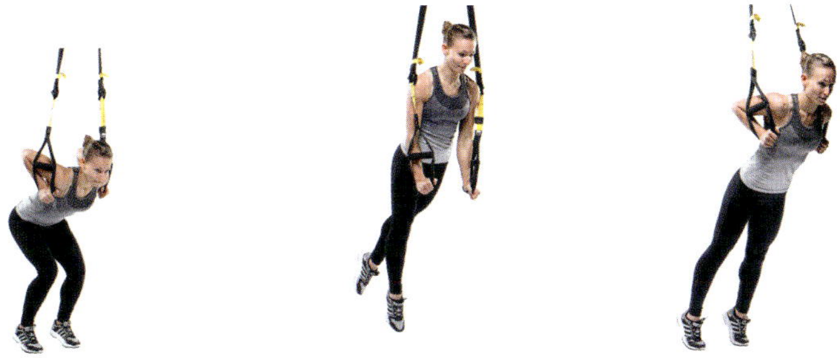

2

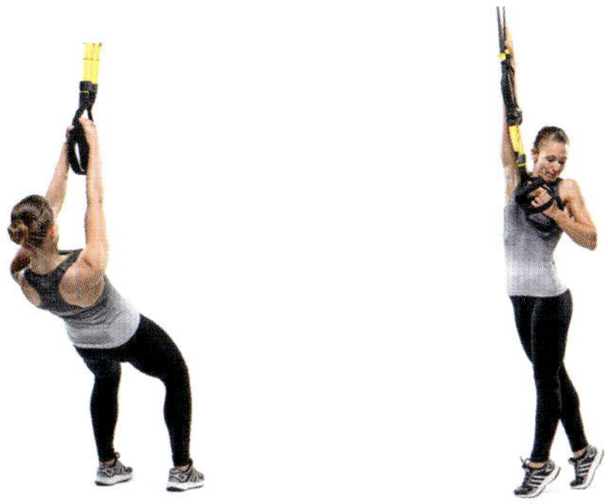

3

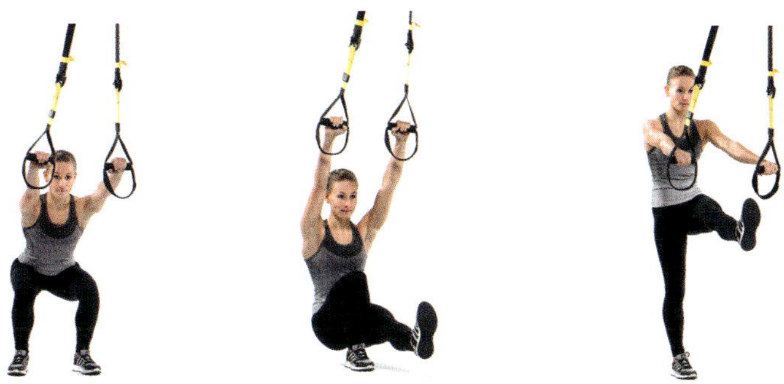

4

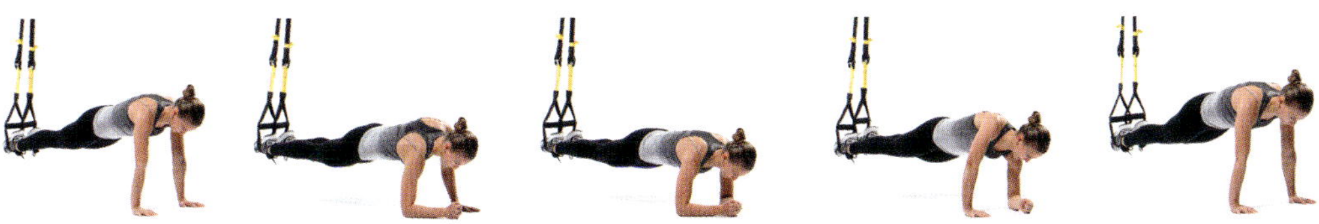

WOCHE 2 Workout 2

10 Minuten

2 Minuten • **WARM-UP** • Zwischen Warm-up 1–5 auf den Seiten 50–59 wählen.

1.

15 Sekunden • **Pike Push-up** • danach 15 Sekunden Pause

2.

15 Sekunden • **Inverted Row** • danach 15 Sekunden Pause

Diese beiden Übungen 5-mal wiederholen.

3.

15 Sekunden • **Hip Lift + Row** • danach 15 Sekunden Pause

4.

15 Sekunden • **Bicycle** • danach 15 Sekunden Pause

Diese beiden Übungen 5-mal wiederholen.

1

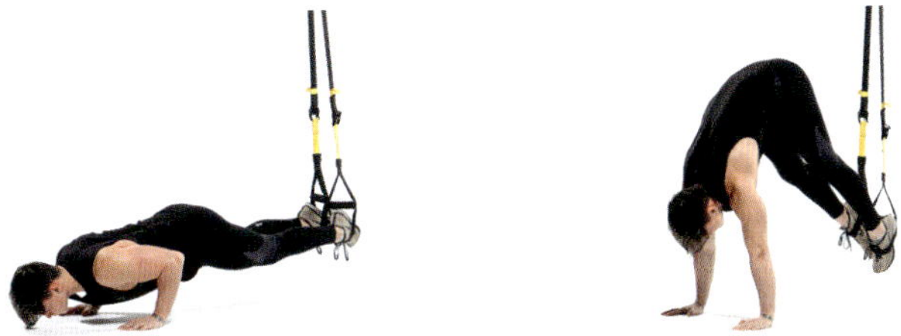

2

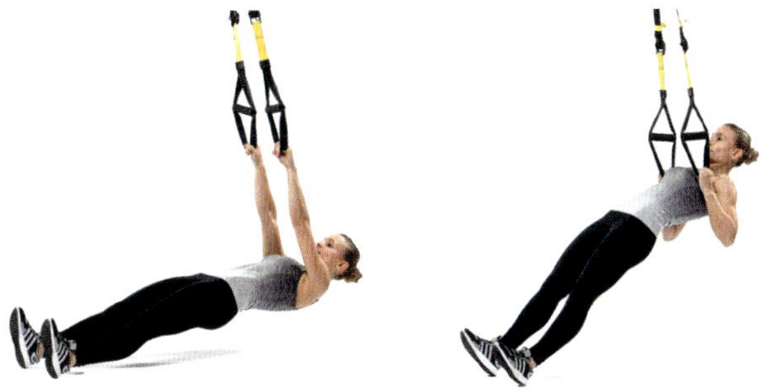

3

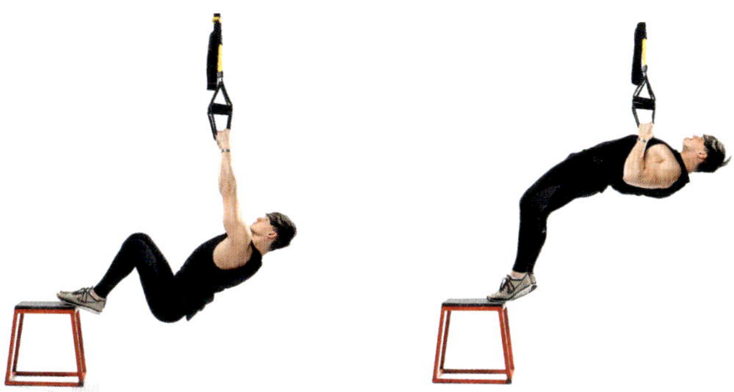

4

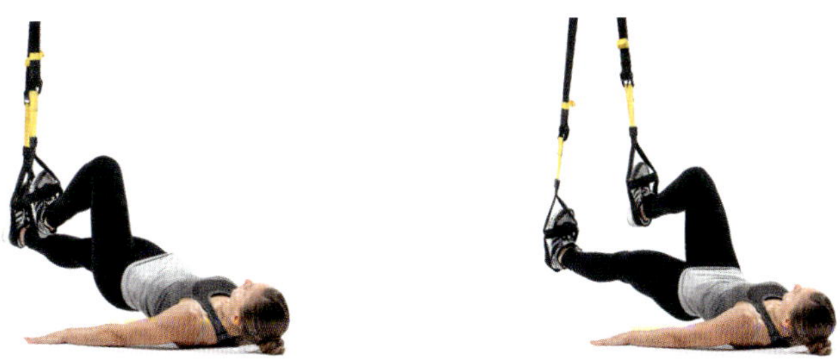

WOCHE 2 Workout 3

10 Minuten

2 Minuten • **WARM-UP** • Zwischen Warm-up 1–5 auf den Seiten 50–59 wählen.

1.

15 Sekunden • **Cross Floating Lunge to Squat Jump** • danach 15 Sekunden Pause

2.

15 Sekunden • **Push-up** • danach 15 Sekunden Pause

5-mal wiederholen.

3.

15 Sekunden • **Shrimp Squat** • danach 15 Sekunden Pause

4.

15 Sekunden • **Torso** • danach 15 Sekunden Pause

5-mal wiederholen.

Hinweise

Bei Übung 1 die Richtung nach jeder Wiederholung wechseln. Bei Übung 3 das Bein nach jedem Satz wechseln. Drei Sätze mit dem schwächeren Bein, 2 Sätze mit dem stärkeren Bein. Bei Übung 4 die Drehrichtung ständig wechseln.

1

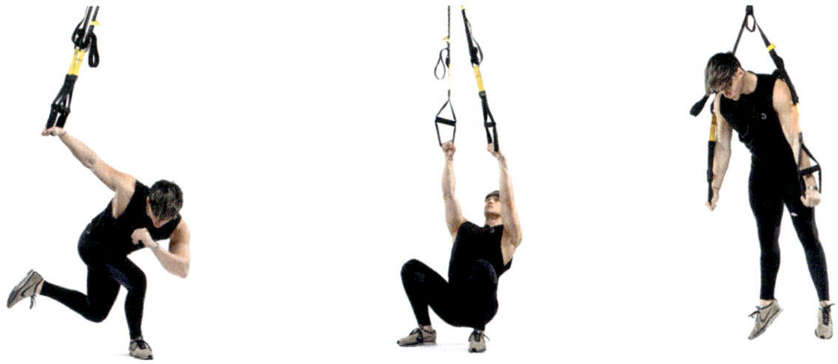

2

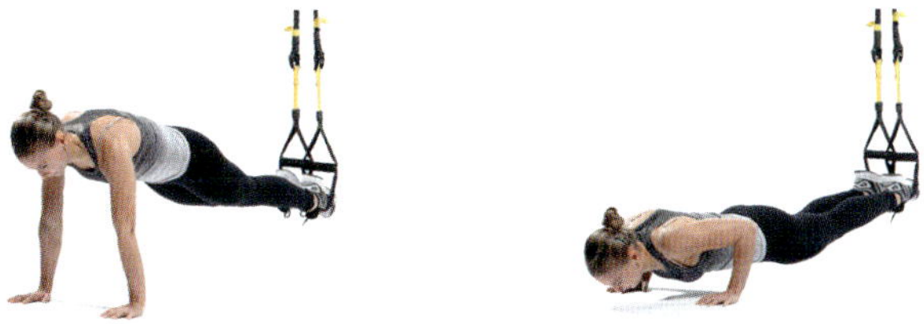

3

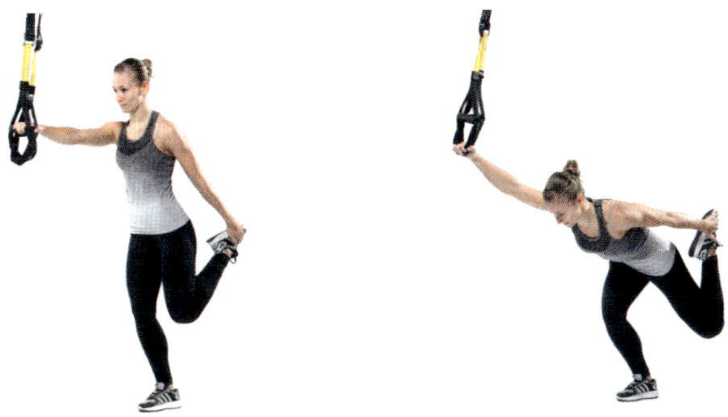

4

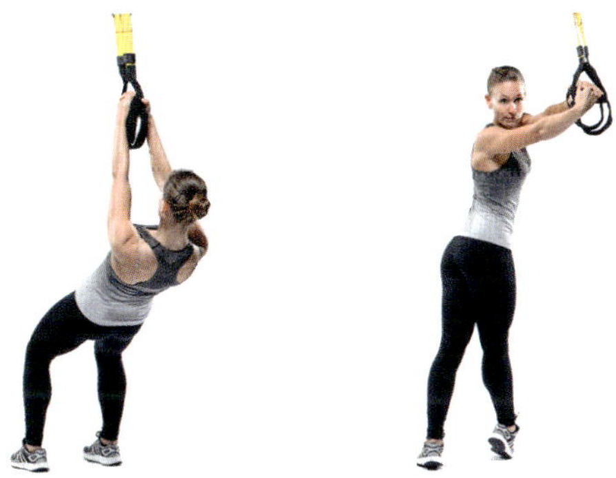

WOCHE 3 Workout 1

10 Minuten

2 Minuten • **WARM-UP** • Zwischen Warm-up 1–5 auf den Seiten 50–59 wählen.

1.

15 Sekunden • **Clock Press** • danach 15 Sekunden Pause

2.

15 Sekunden • **Pull Press** • danach 15 Sekunden Pause

5-mal wiederholen.

3.

15 Sekunden • **Lying Leg Raise** • danach 15 Sekunden Pause

4.

15 Sekunden • **Side Knee Tuck** • danach 15 Sekunden Pause

5-mal wiederholen.

Hinweise

Bei Übung 1 wird der linke Arm gebeugt und der rechte an der Seite gestreckt. Nach jeder Wiederholung wechseln.

Bei Übung 4 die Seite nach jeder Wiederholung wechseln.

1

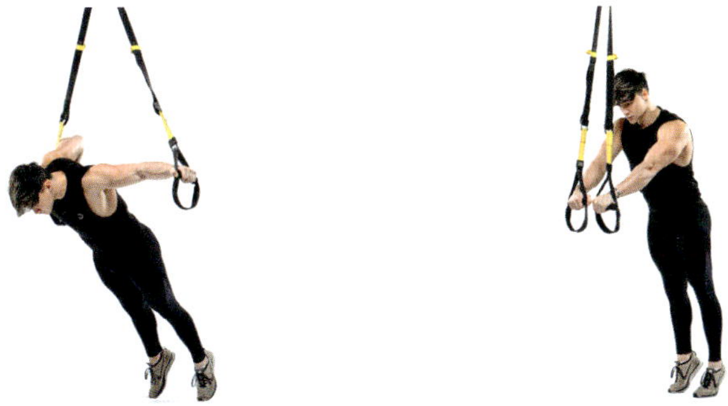

2

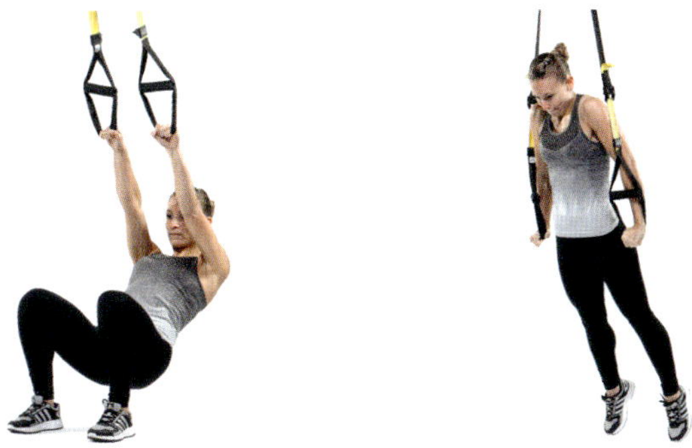

3

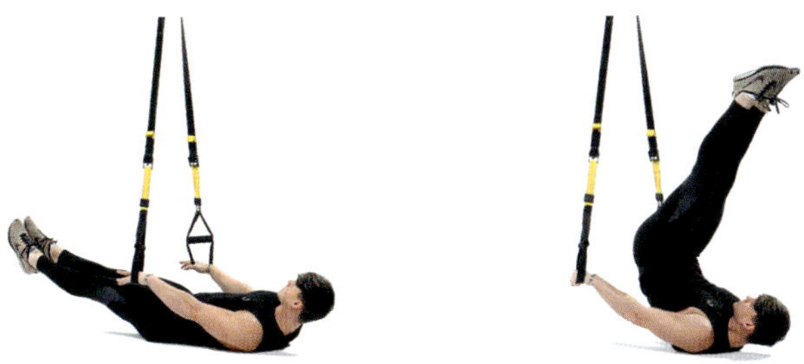

4

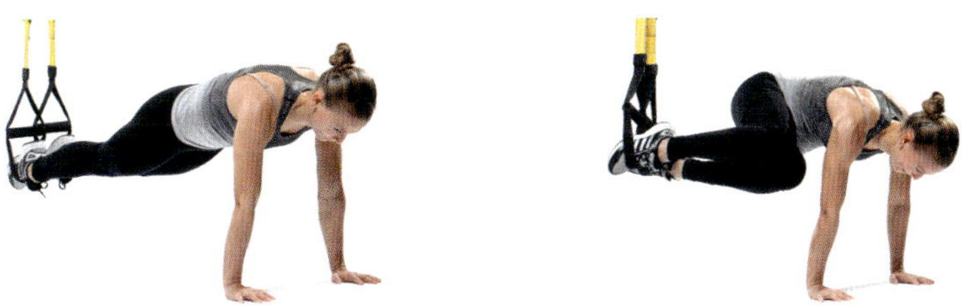

WOCHE 3 Workout 2

10 Minuten

2 Minuten • **WARM-UP** • Zwischen Warm-up 1–5 auf den Seiten 50–59 wählen.

1.

15 Sekunden • **Hip Lift + Row** • danach 15 Sekunden Pause

2.

15 Sekunden • **Superman Hack Squat** • danach 15 Sekunden Pause

5-mal wiederholen.

3.

15 Sekunden • **Einbeinige Triceps Press** • danach 15 Sekunden Pause

4.

15 Sekunden • **Einarmiger Biceps Curl** • danach 15 Sekunden Pause

5-mal wiederholen.

Hinweis

Bei den Übungen 3 und 4 die Seite nach jedem Satz wechseln. Eine Seite wird also bei diesem Workout stärker trainiert. Das wird im nächsten Workout ausgeglichen.

1

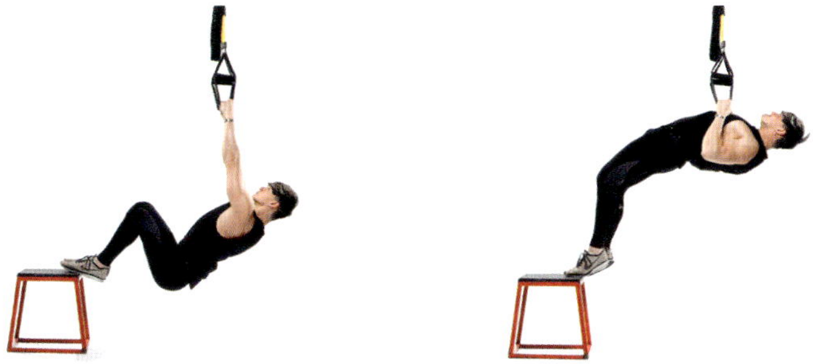

2

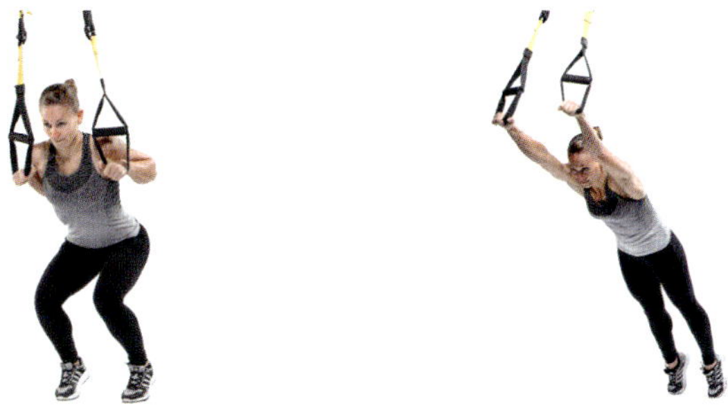

3

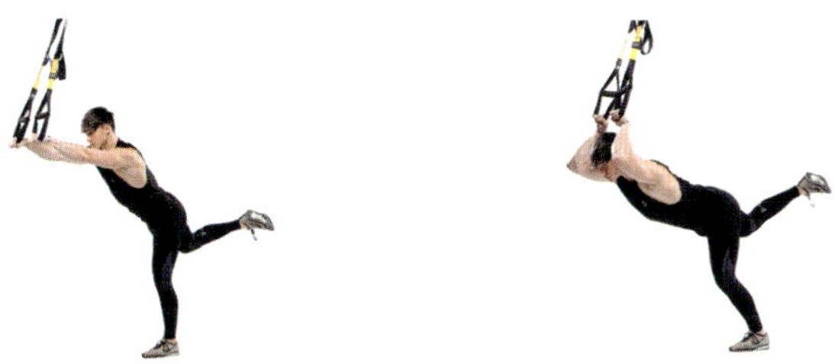

4

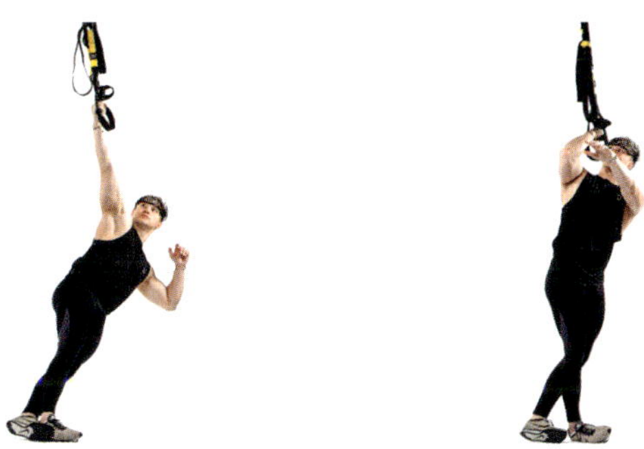

WOCHE 3 Workout 3

10 Minuten

2 Minuten • **WARM-UP** • Zwischen Warm-up 1–5 auf den Seiten 50–59 wählen.

1.

15 Sekunden • **Skater Jump** • danach 15 Sekunden Pause

2.

15 Sekunden • **Einbeiniger Chest Fly** • danach 15 Sekunden Pause

5-mal wiederholen.

3.

15 Sekunden • **Einarmiger Biceps Curl** • danach 15 Sekunden Pause

4.

15 Sekunden • **Einbeinige Triceps Press** • danach 15 Sekunden Pause

5-mal wiederholen.

Hinweis

Bei den Übugen 3 und 4 wird die Seite nach jedem Satz gewechselt. Das gleicht die einseitig stärkere Belastung des vorigen Workouts aus.

1

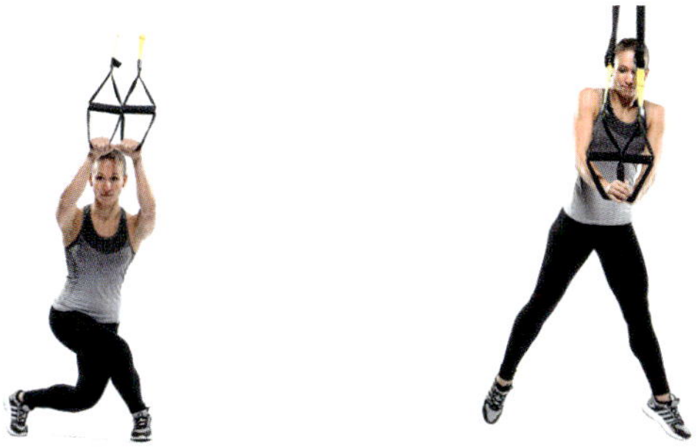

2

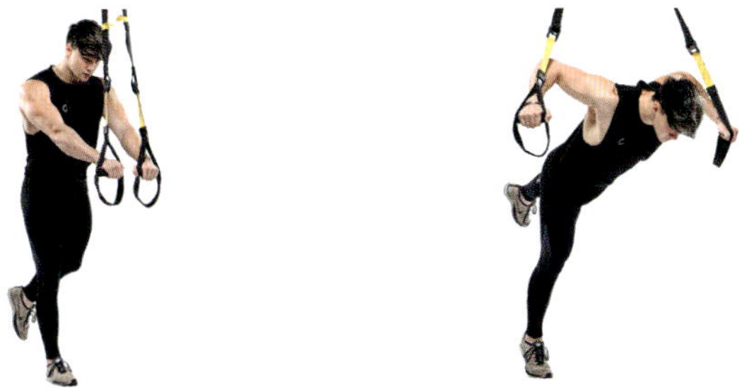

3

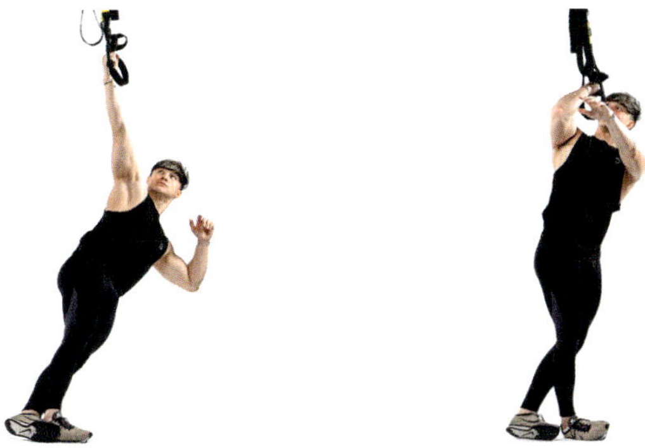

4

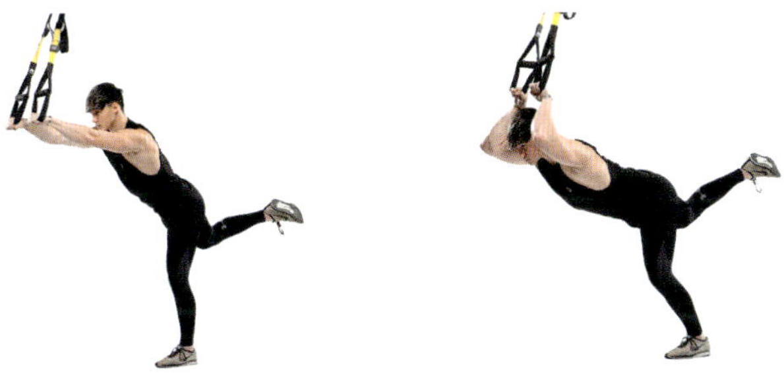

WOCHE 4 Workout 1

10 Minuten

2 Minuten • **WARM-UP** • Zwischen Warm-up 1–5 auf den Seiten 50–59 wählen.

1.

15 Sekunden • **Squat Jump to Cossack** • danach 15 Sekunden Pause

2.

15 Sekunden • **High Row to Y** • danach 15 Sekunden Pause

Diese beiden Übungen 5-mal wiederholen.

3.

15 Sekunden • **Forg** • danach 15 Sekunden Pause

4.

15 Sekunden • **Narrow Chest Press to Chest Press** • danach 15 Sekunden Pause

Diese beiden Übungen 5-mal wiederholen.

Hinweis

Bei Übung 1 die Seite nach jeder Wiederholung wechseln.

1

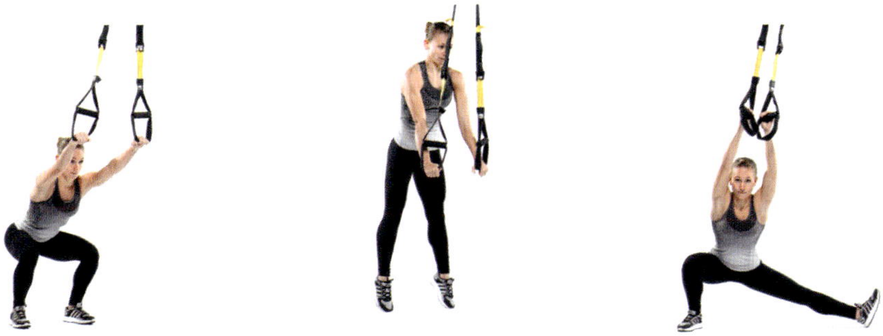

2

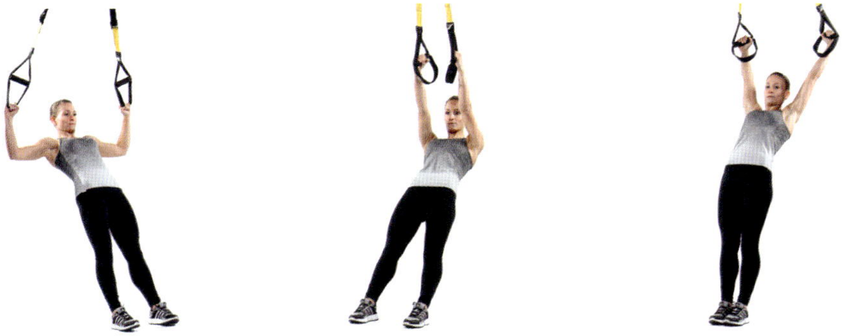

3

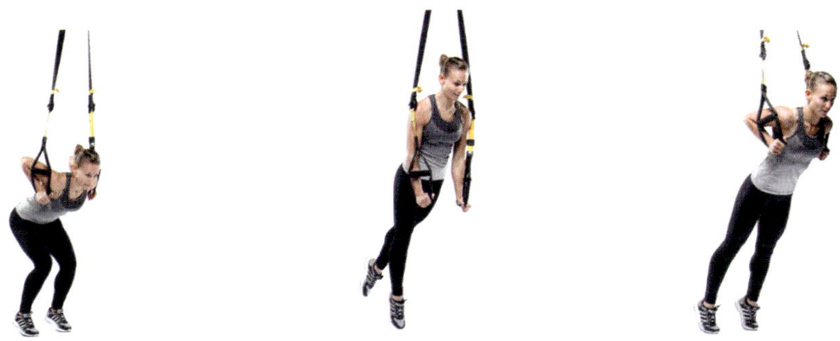

4

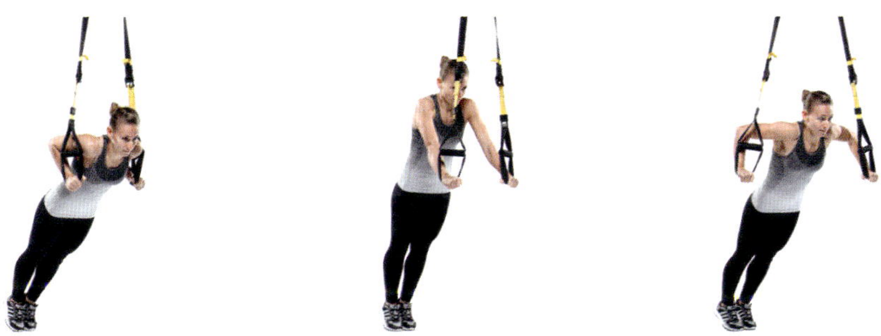

WOCHE 4 Workout 2

10 Minuten

2 Minuten • **WARM-UP** • Zwischen Warm-up 1–5 auf den Seiten 50–59 wählen.

1.

15 Sekunden • **Front Knee Tuck** • danach 15 Sekunden Pause

2.

15 Sekunden • **Torso** • danach 15 Sekunden Pause

Diese beiden Übungen 5-mal wiederholen.

3.

15 Sekunden • **Push-up** • danach 15 Sekunden Pause

4.

15 Sekunden • **Inverted Row** • danach 15 Sekunden Pause

Diese beiden Übungen 5-mal wiederholen.

Hinweis

Bei Übung 2 die Drehrichtung ständig wechseln.

1

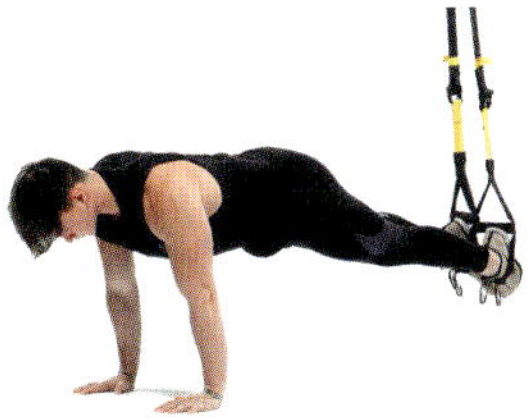

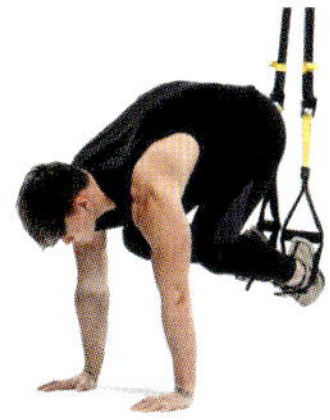

2

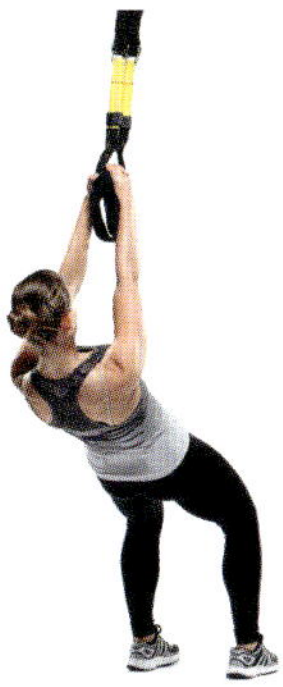

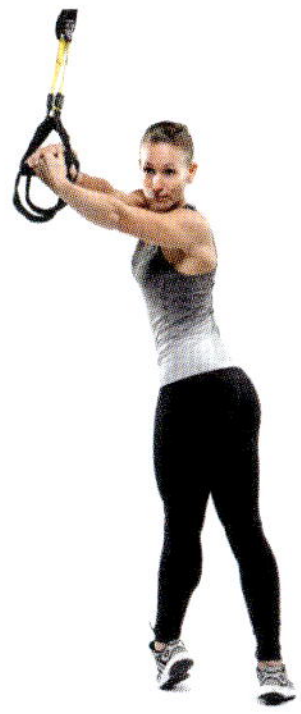

3

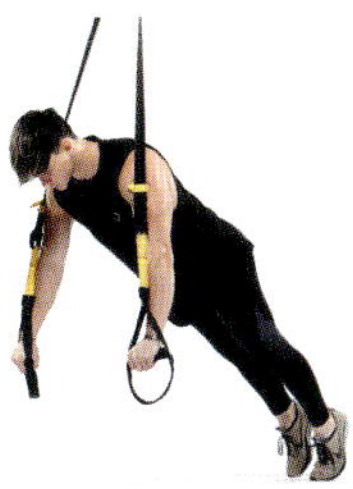

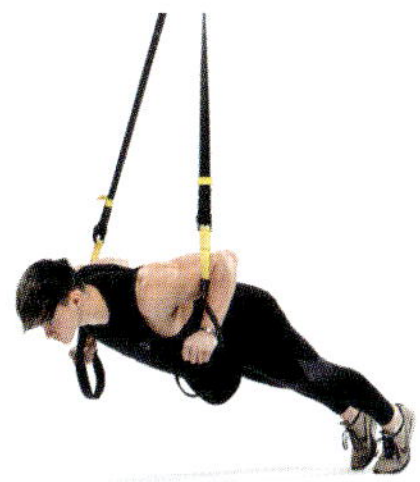

4

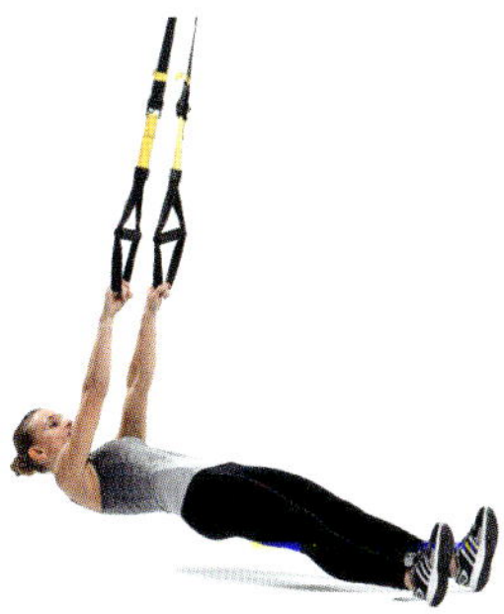

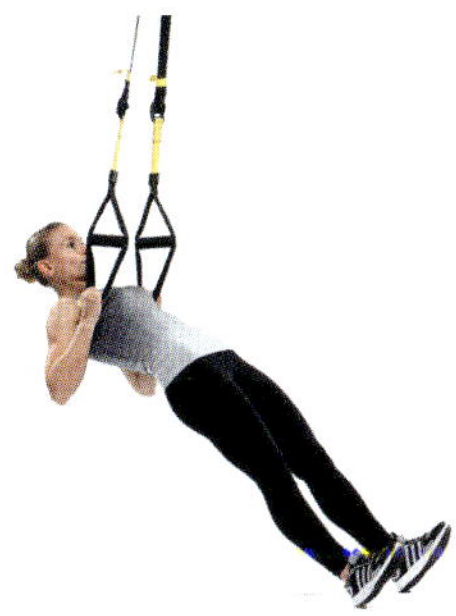

WOCHE 4 Workout 3

10 Minuten

2 Minuten • **WARM-UP** • Zwischen Warm-up 1–5 auf den Seiten 50–59 wählen.

1.

15 Sekunden • **Einarmiger Pull-up** • danach 15 Sekunden Pause

2.

15 Sekunden • **Einbeinige Triceps Press** • danach 15 Sekunden Pause

Diese beiden Übungen 5-mal wiederholen.

3.

15 Sekunden • **Pike Push-up** • danach 15 Sekunden Pause

4.

15 Sekunden • **Cross Floating Lunge** • danach 15 Sekunden Pause

Diese beiden Übungen 5-mal wiederholen.

Hinweis

Bei den Übungen 1 und 2 die Seite in der Mitte des Workouts wechseln.

1

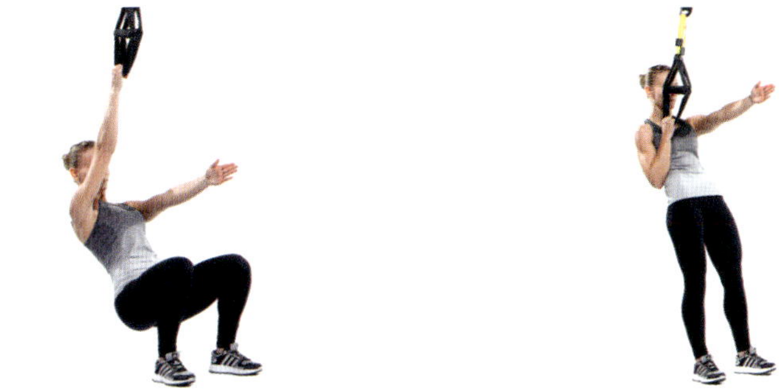

2

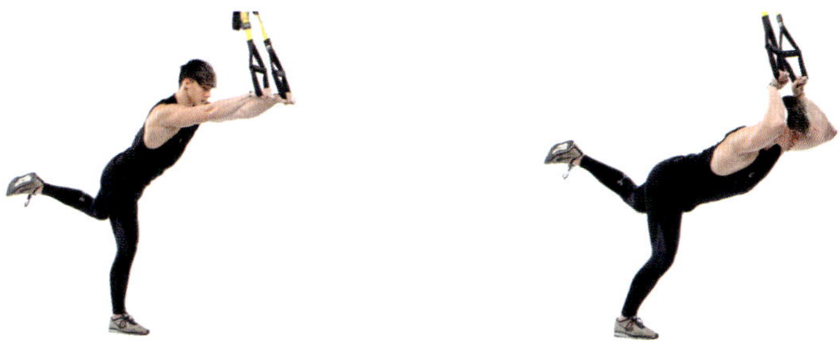

3

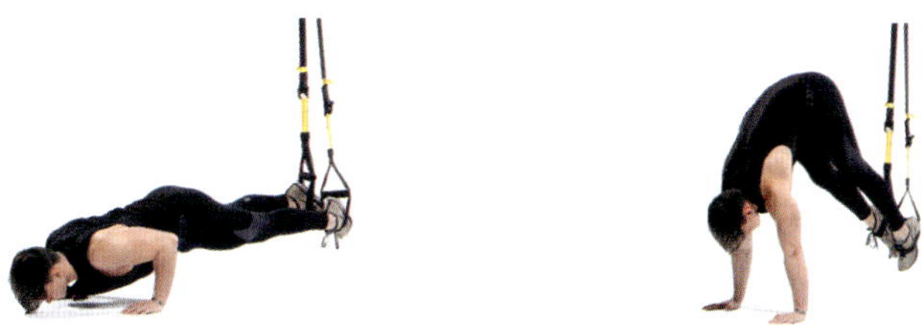

4

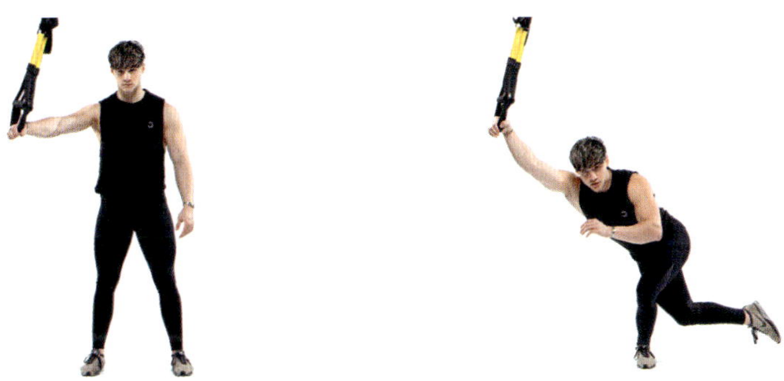

WOCHE 4 Workout 4

10 Minuten

2 Minuten • **WARM-UP** • Zwischen Warm-up 1–5 auf den Seiten 50–59 wählen.

1.

15 Sekunden • **Pike Push-up** • danach 15 Sekunden Pause

2.

15 Sekunden • **Einbeiniger Burpee** • danach 15 Sekunden Pause

Diese beiden Übungen 5-mal wiederholen.

3.

15 Sekunden • **Biceps Clutch** • danach 15 Sekunden Pause

4.

15 Sekunden • **Pistol Squat** • danach 15 Sekunden Pause

Diese beiden Übungen 5-mal wiederholen.

Hinweise

Bei Übung 2 die Seite bei jedem Satz, bei Übung 4 nach jeder Wiederholung wechseln.

1

2

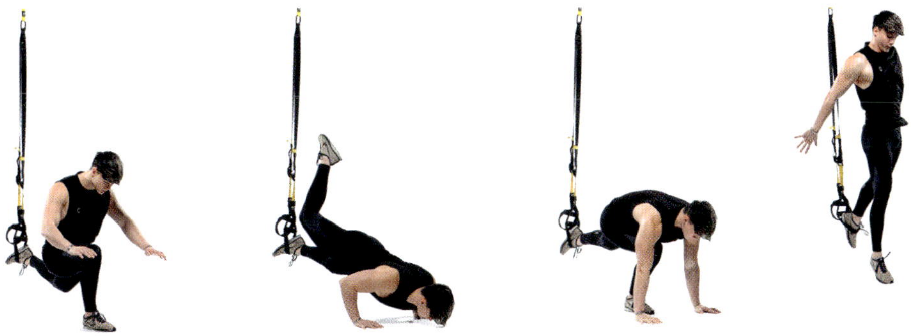

3

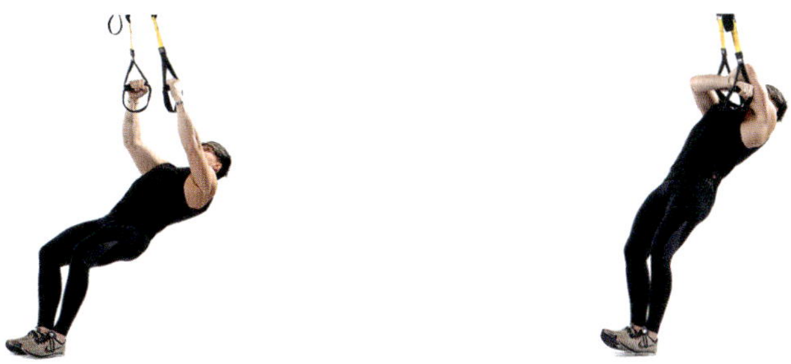

4

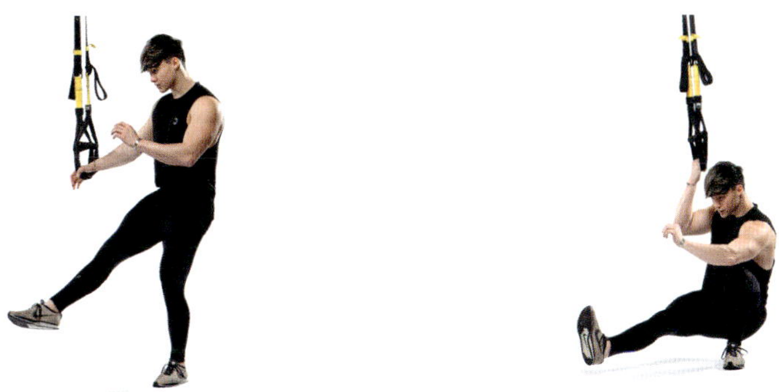

Programm für Profis

Die Buchreihe »Express-Workouts« richtet sich an ein breites Publikum und nicht nur an Anfänger. Diese dritte Stufe setzt die Übungen mit erhöhter Intensität fort. Um dieses Programm ganz durchzuführen, braucht es schon eine erhebliche Motivation.

Dieses Programm ist charakterisiert durch:

- etwas häufigere Workouts,
- zweiwöchige Programme,
- stärkere Bewegungen unter Beibehaltung des minimalistischen und kurzen Programms,
- Steigerung der Intensität,
- weitere Entwicklung der technischen Komplexität.

Wie bisher gilt:

- Jedes Workout beginnt mit einem zweiminütigen Aufwärmprogramm.
- Wähle dazu unter den fünf Übungsreihen aus, die hier angegeben werden.

Wenn das Wort »to« erscheint, werden zwei Übungen hintereinander ausgeführt. Sie gelten jedoch als eine Wiederholung.

WARM-UP **Warm-up 1**

2 Minuten

1.

15 Sekunden • Einbeiniger Hip Thrust

2.

15 Sekunden • Einbeiniger Hip Thrust

3.

15 Sekunden • Plank Build

4.

15 Sekunden • Split Lunge

Diese 4 Übungen im Wechsel 2 Minuten lang ausführen.

Hinweise

Bei Übung 1 bleibt das linke Bein am Boden.
Bei Übung 2 bleibt das rechte Bein am Boden.

1

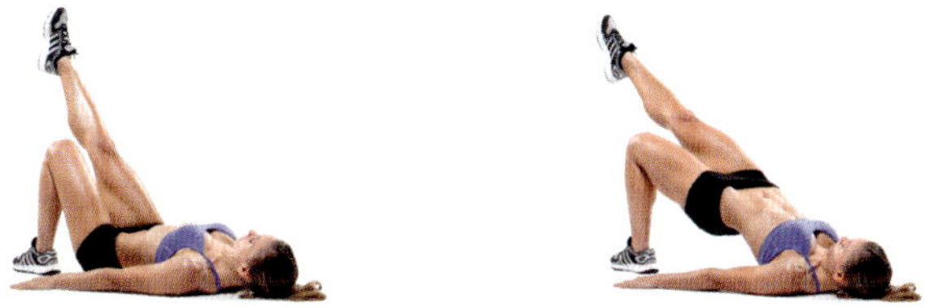

2

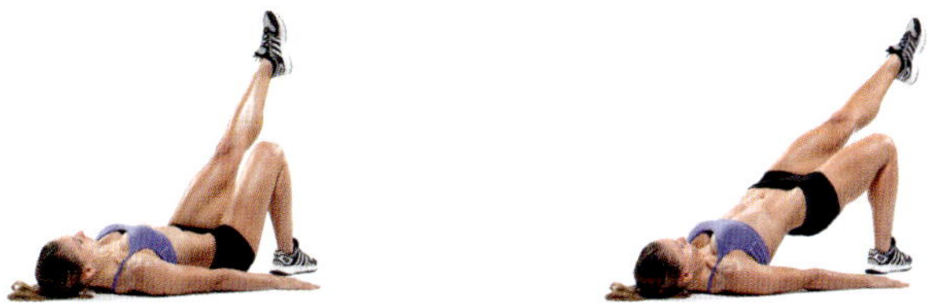

3

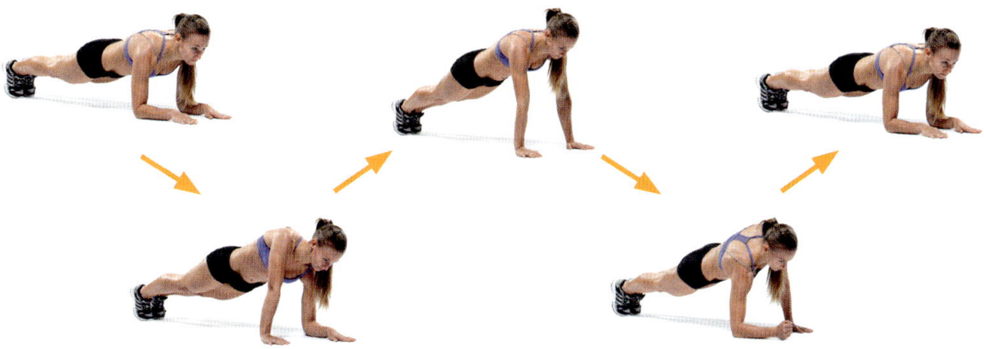

4

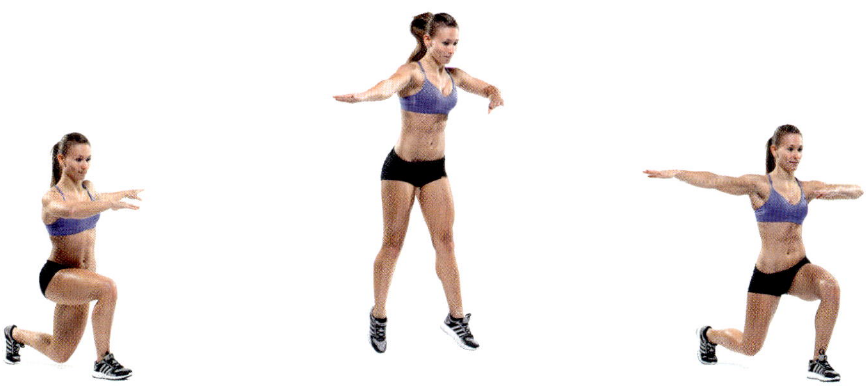

WARM-UP Warm-up 2

2 Minuten

1.

15 Sekunden • **Squat + Side Kick**

2.

15 Sekunden • **Brazilian Jiu Jitsu Bridge**

3.

15 Sekunden • **Squat + Side Kick**

4.

15 Sekunden • **Half Frog Push-up**

Diese 4 Übungen im Wechsel 2 Minuten lang ausführen.

Hinweise

Bei Übung 1 den Kick mit dem rechten Bein ausführen.
Bei Übung 2 die Seite nach jeder Wiederholung wechseln.
Bei Übung 3 den Kick mit dem linken Bein ausführen.

1

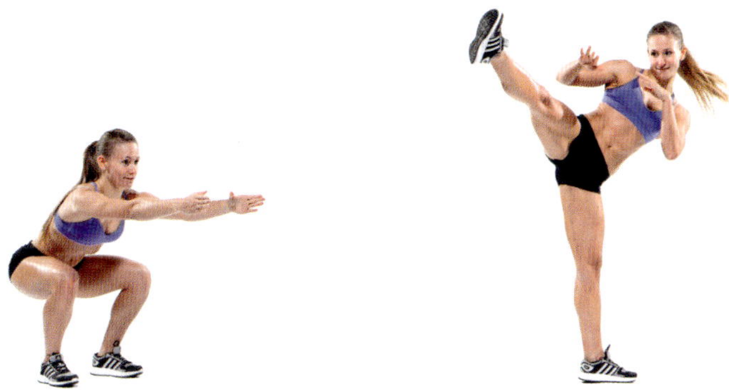

2

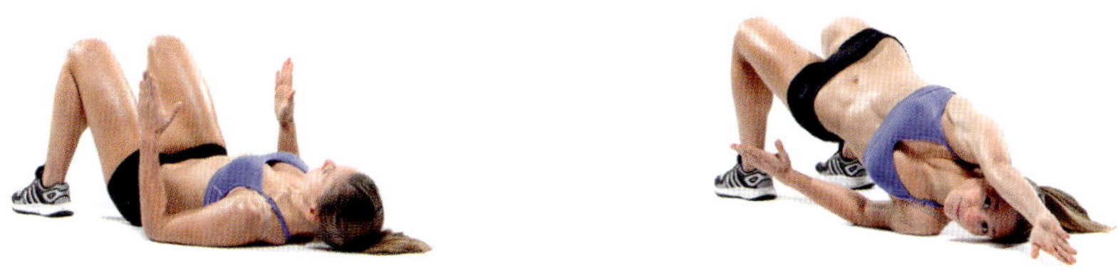

3

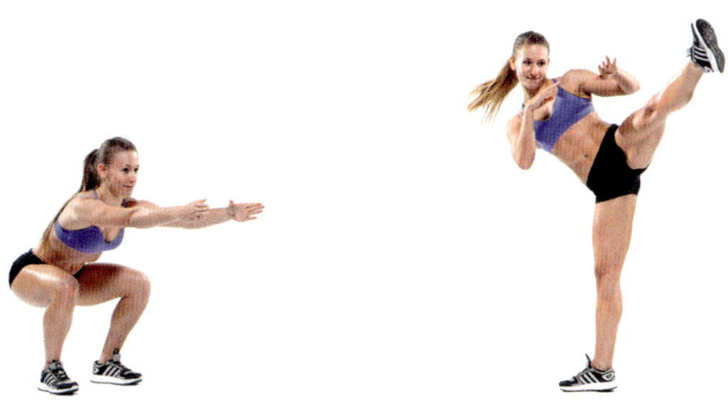

4

WARM-UP Warm-up 3

2 Minuten

1.

15 Sekunden • **Single Leg Deadlift**

2.

15 Sekunden • **Half Burpee**

3.

15 Sekunden • **Single Leg Deadlift**

4.

15 Sekunden • **Hip Twist**

Diese 4 Übungen im Wechsel 2 Minuten lang ausführen.

Hinweise

Bei Übung 1 die Übung die ganze Zeit mit dem rechten Bein ausführen.
Bei Übung 3 die Übung die ganze Zeit mit dem linken Bein ausführen.

1 3

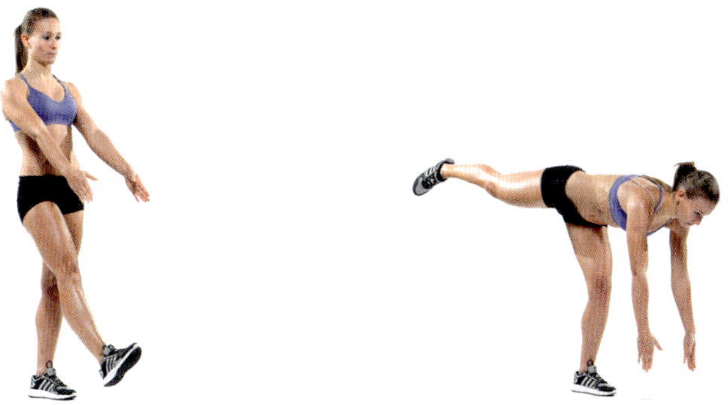

2

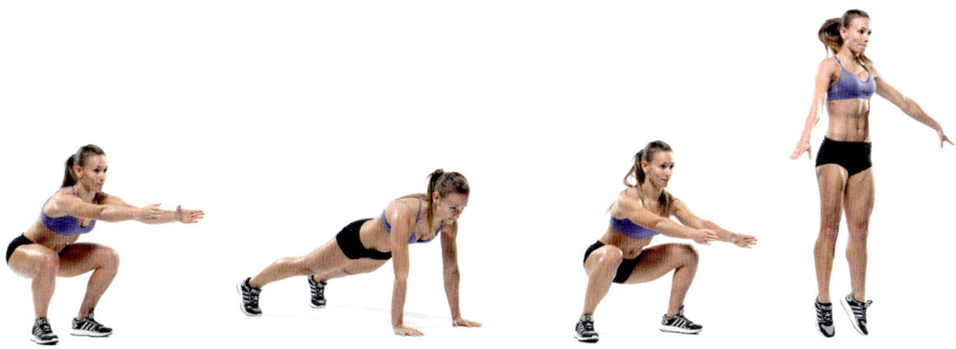

4

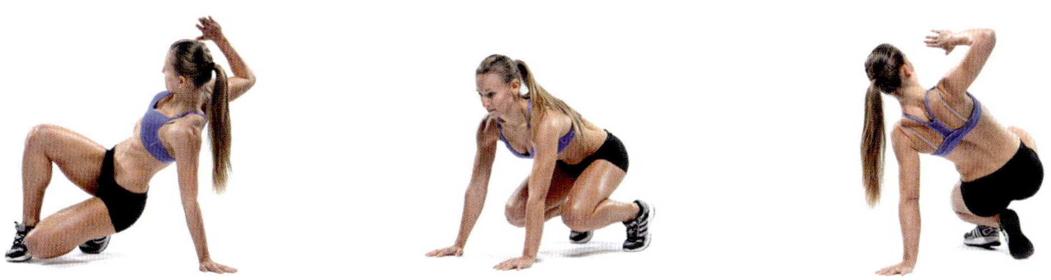

WARM-UP Warm-up 4

2 Minuten

1.

15 Sekunden • Dragon Squat

2.

15 Sekunden • Speed Feet

3.

15 Sekunden • Reverse Snow Angel

4.

15 Sekunden • Half Frog Push-up

Diese 4 Übungen im Wechsel 2 Minuten lang ausführen.

Hinweise

Bei Übung 1 bei jeder Wiederholung die Seite wechseln.

Bei Übung 2 so schnell wie möglich auf der Stelle laufen.

1

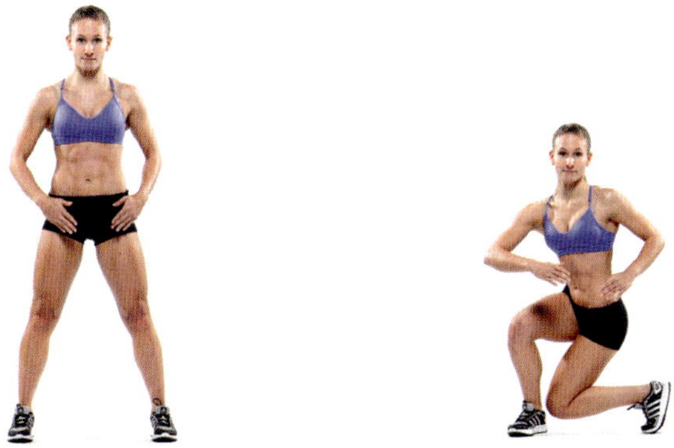

2

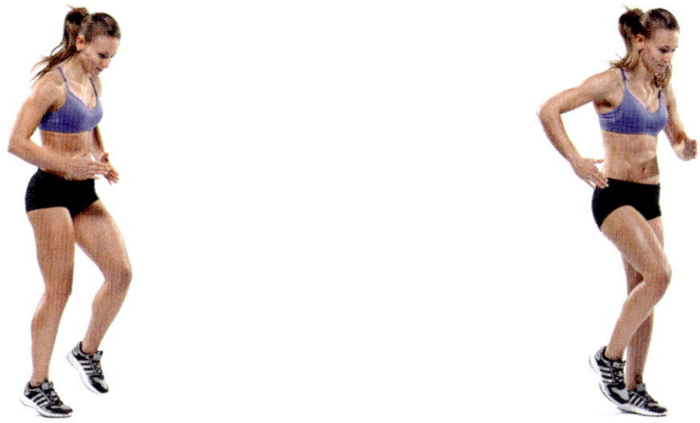

3

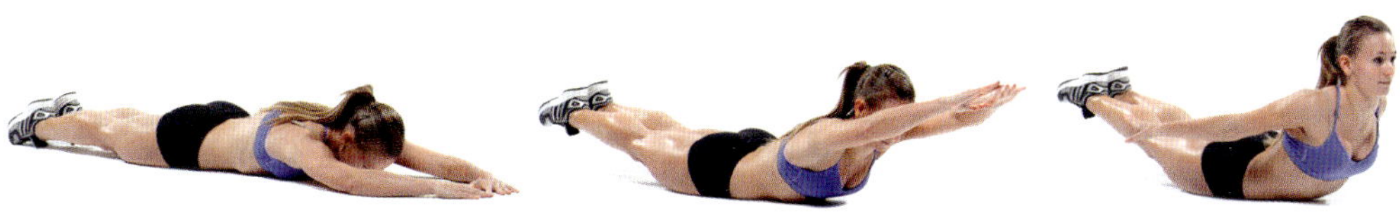

4

WARM-UP Warm-up 5

2 Minuten

1.

15 Sekunden • **Frogger**

2.

15 Sekunden • **Front Step + Twist**

3.

15 Sekunden • **Candlestick Roll**

4.

15 Sekunden • **Front Step + Twist**

Diese 4 Übungen im Wechsel 2 Minuten lang ausführen.

Hinweis

Bei den Übungen 2 und 4 bei jeder Wiederholung die Richtung wechseln.

1

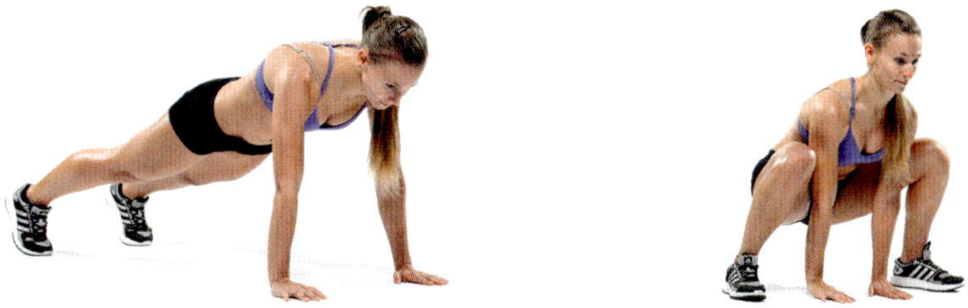

2 4

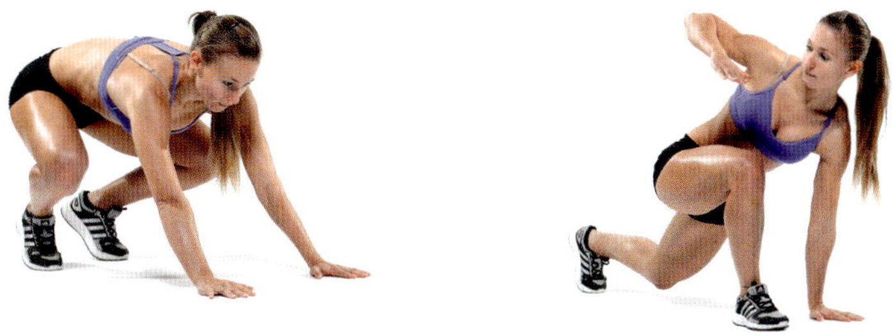

3

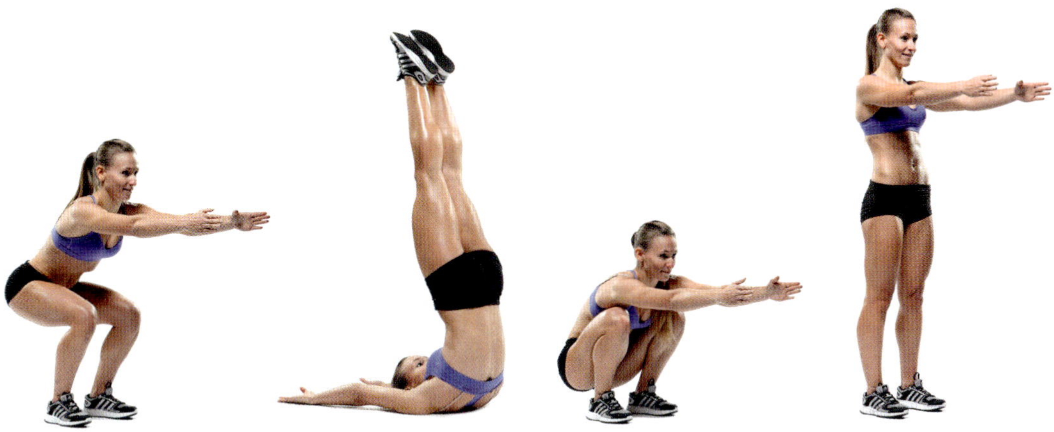

WOCHE 1 Workout 1

12 Minuten

2 Minuten • WARM-UP • Zwischen Warm-up 1–5 auf den Seiten 86–95 wählen.

1.

15 Sekunden • Swimmer's Pull • danach 15 Sekunden Pause

2.

15 Sekunden • Einarmiger Biceps Curl • danach 15 Sekunden Pause

Diese beiden Übungen 6-mal wiederholen.

3.

15 Sekunden • Einbeiniger Chest Fly • danach 15 Sekunden Pause

4.

15 Sekunden • Skater Jump • danach 15 Sekunden Pause

Diese beiden Übungen 6-mal wiederholen.

Hinweise

Bei den Übungen 2 und 3 die Seite nach jedem Satz wechseln.

1

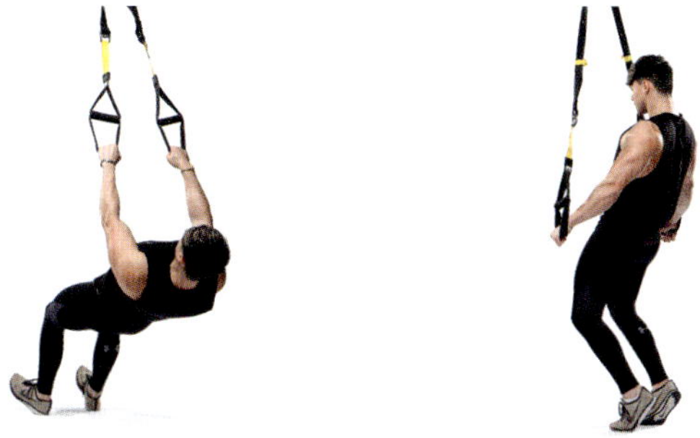

2

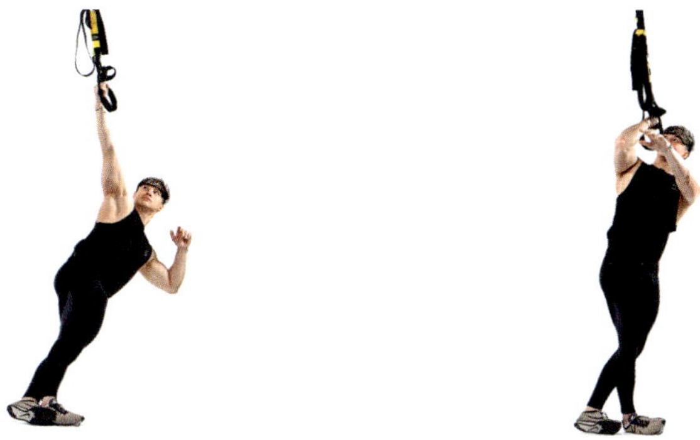

3

4

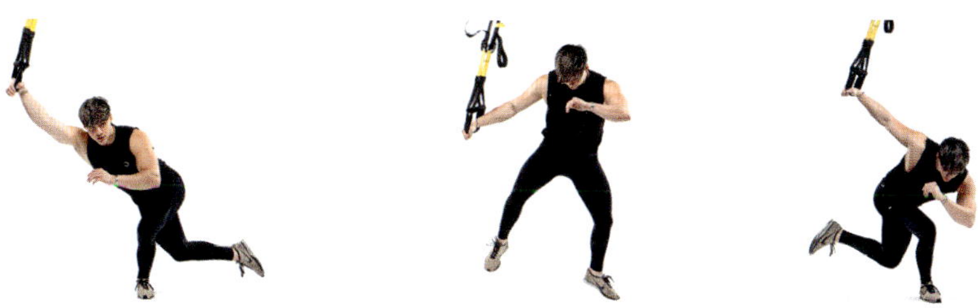

WOCHE 1 Workout 2

12 Minuten

2 Minuten • WARM-UP • Zwischen Warm-up 1–5 auf den Seiten 86–95 wählen.

1.

15 Sekunden • Squat + Biceps Curl • danach 15 Sekunden Pause

2.

15 Sekunden • Leg Raise im Liegen • danach 15 Sekunden Pause

Diese beiden Übungen 6-mal wiederholen.

3.

15 Sekunden • Crunch + einarmiger Curl • danach 15 Sekunden Pause

4.

15 Sekunden • Pull-up • danach 15 Sekunden Pause

Diese beiden Übungen 6-mal wiederholen.

Hinweis

Bei Übung 3 den aktiven Arm nach jedem Satz wechseln.

1

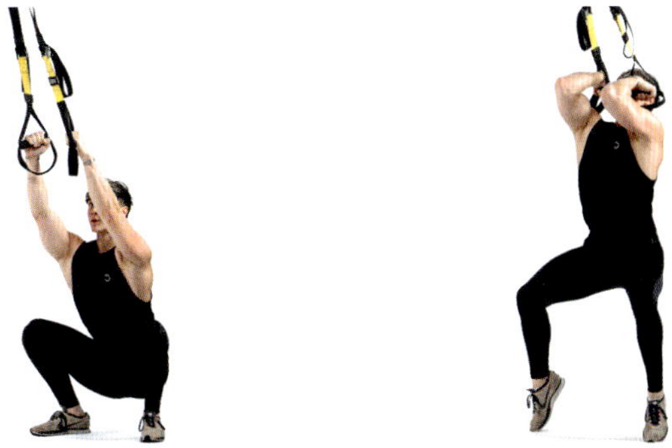

2

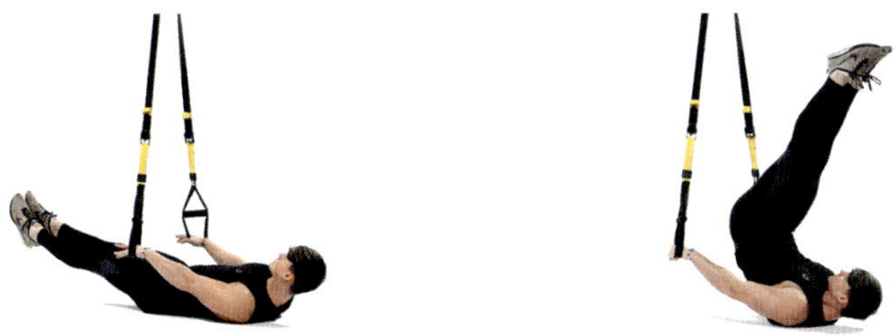

3

4

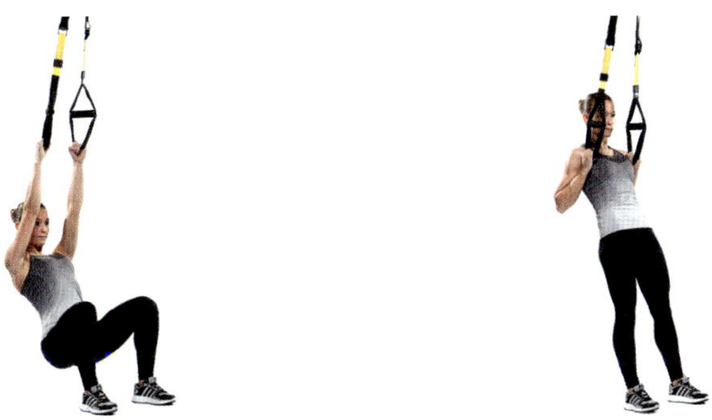

WOCHE 1 Workout 3

12 Minuten

2 Minuten • WARM-UP • Zwischen Warm-up 1–5 auf den Seiten 86–95 wählen.

1.

15 Sekunden • Pull Press Jump • danach 15 Sekunden Pause

2.

15 Sekunden • Einarmiger Biceps Curl • danach 15 Sekunden Pause

Diese beiden Übungen 6-mal wiederholen.

3.

15 Sekunden • Standing Roll-out • danach 15 Sekunden Pause

4.

15 Sekunden • Cossack • danach 15 Sekunden Pause

Diese beiden Übungen 6-mal wiederholen.

Hinweise

Bei Übung 2 nach jedem Satz, bei Übung 4 nach 15 Sekunden die Seite wechseln.

1

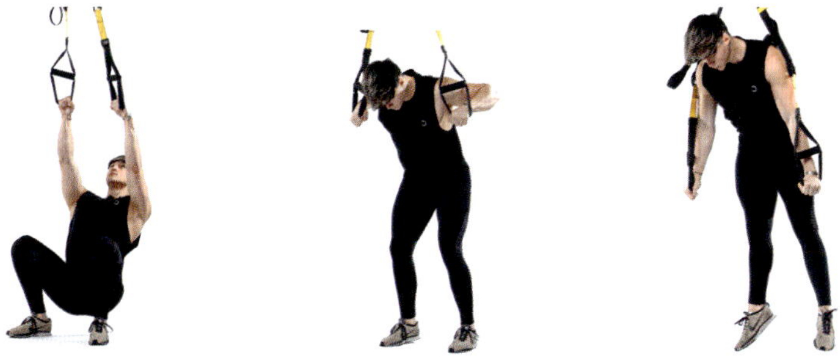

2

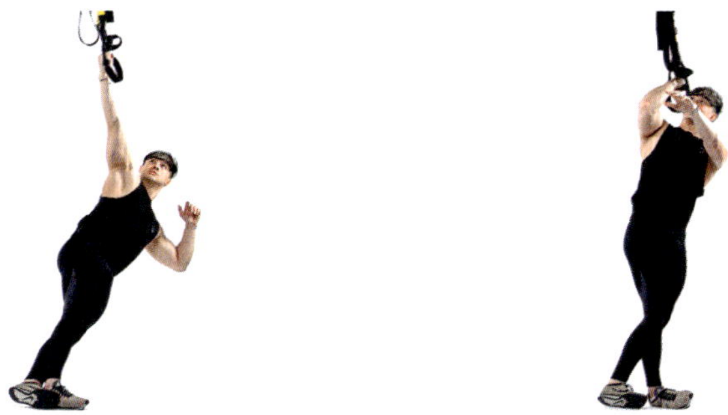

3

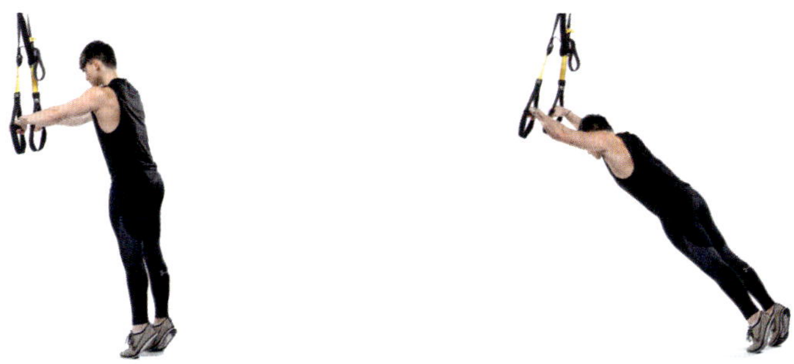

4

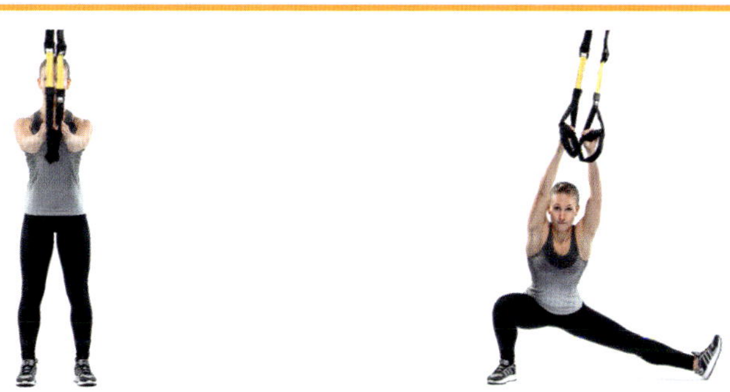

WOCHE 2 Workout 1

12 Minuten

2 Minuten • WARM-UP • Zwischen Warm-up 1–5 auf den Seiten 86–95 wählen.

1.

15 Sekunden • Pistol Squat + T • danach 15 Sekunden Pause

2.

15 Sekunden • Inverted Row • danach 15 Sekunden Pause

Diese beiden Übungen 6-mal wiederholen.

3.

15 Sekunden • Squat + Power Pull • danach 15 Sekunden Pause

4.

15 Sekunden • Plyo Lunge • danach 15 Sekunden Pause

Diese beiden Übungen 6-mal wiederholen.

Hinweise

Bei Übung 1 die Seite nach jedem Satz, bei Übung 3 nach jeder Wiederholung wechseln.

1

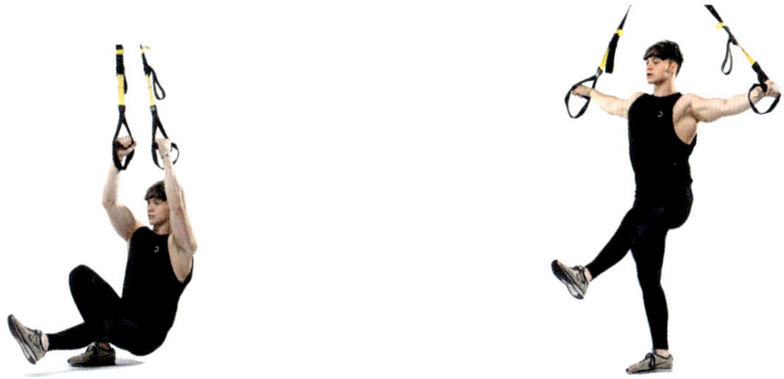

2

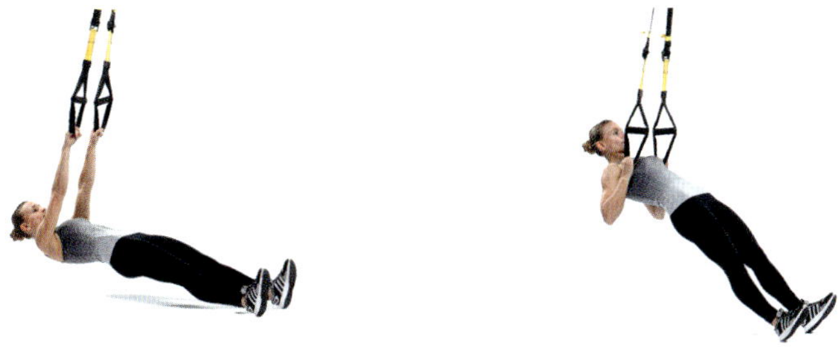

3

4

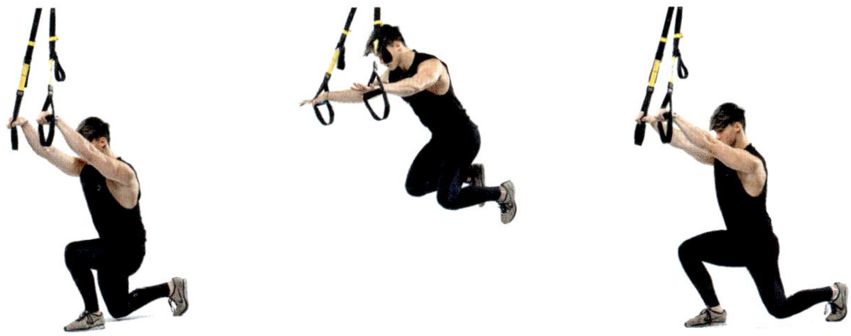

WOCHE 2 Workout 2

12 Minuten

2 Minuten • WARM-UP • Zwischen Warm-up 1–5 auf den Seiten 86–95 wählen.

1.

15 Sekunden • Criss Cross Climber • danach 15 Sekunden Pause

2.

15 Sekunden • Crunch + einarmiger Curl • danach 15 Sekunden Pause

Diese beiden Übungen 6-mal wiederholen.

3.

15 Sekunden • Pike Push-up • danach 15 Sekunden Pause

4.

15 Sekunden • Shrimp Squat • danach 15 Sekunden Pause

Diese beiden Übungen 6-mal wiederholen.

Hinweise

Bei Übung 2 den aktiven Arm, bei Übung 4 das aktive Bein nach jedem Satz wechseln.

1

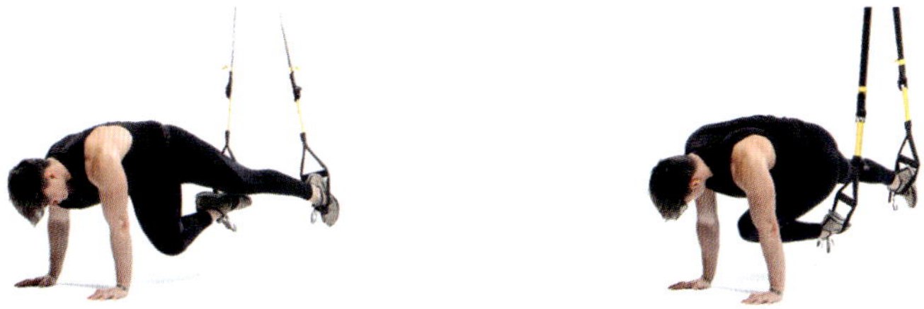

2

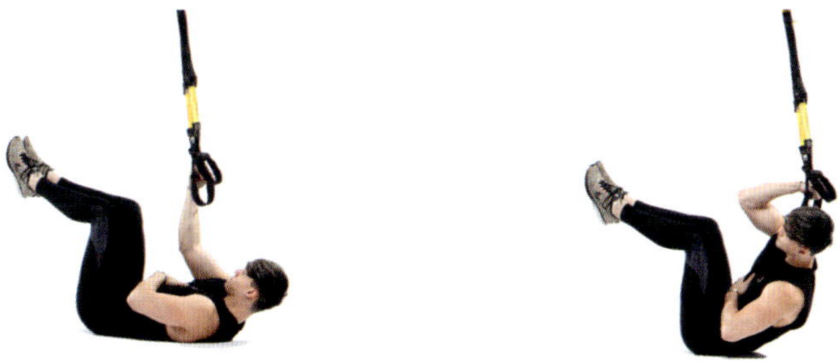

3

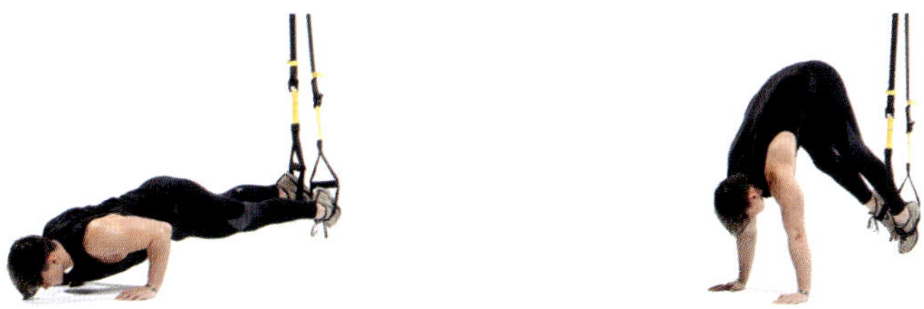

4

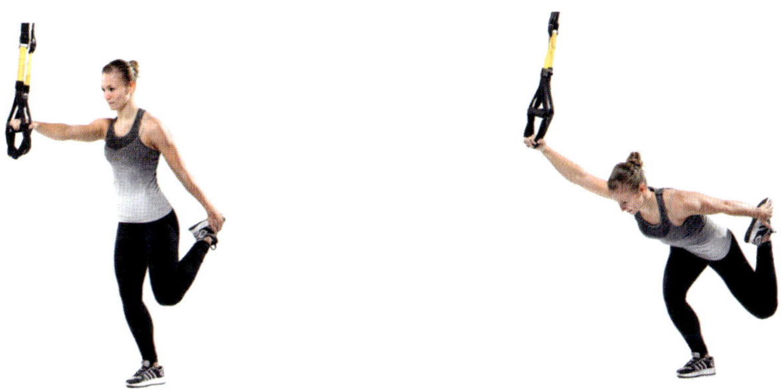

WOCHE 2 Workout 3

12 Minuten

2 Minuten • WARM-UP • Zwischen Warm-up 1–5 auf den Seiten 86–95 wählen.

1.

15 Sekunden • Biceps Clutch • danach 15 Sekunden Pause

2.

15 Sekunden • Clock Press • danach 15 Sekunden Pause

6-mal wiederholen.

3.

15 Sekunden • Cross Floating Lunge Jump • danach 15 Sekunden Pause

4.

15 Sekunden • Einarmiger Push-up mit Unterstützung • danach 15 Sekunden Pause

6-mal wiederholen.

Hinweise

Bei Übung 2 wird der linke Arm gebeugt und der rechte zur Seite gestreckt. Nach jeder Wiederholung wechseln.

Bei Übung 4 den aktiven Arm nach jedem Satz wechseln.

1

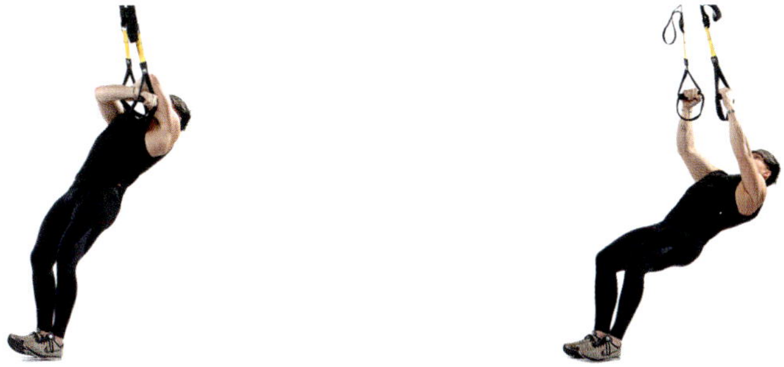

2

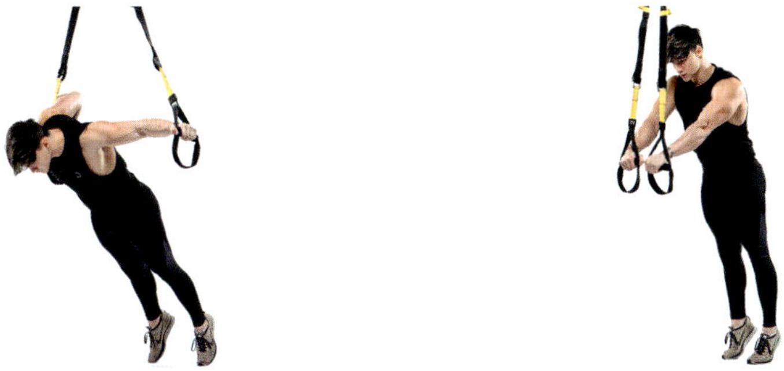

3

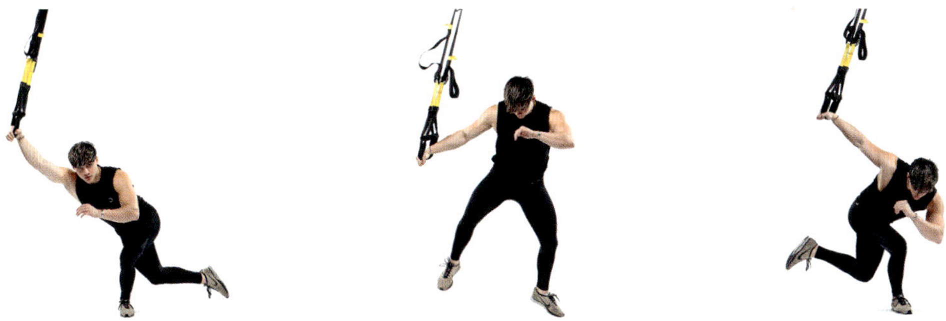

4

WOCHE 3 Workout 1

12 Minuten

2 Minuten • WARM-UP • Zwischen Warm-up 1–5 auf den Seiten 86–95 wählen.

1.

15 Sekunden • Pistol Squat + T • danach 15 Sekunden Pause

2.

15 Sekunden • Atomic Push-up • danach 15 Sekunden Pause

Diese beiden Übungen 6-mal wiederholen.

3.

15 Sekunden • Kneeling Jump • danach 15 Sekunden Pause

4.

15 Sekunden • Einarmiger Pull-up • danach 15 Sekunden Pause

Diese beiden Übungen 6-mal wiederholen.

Hinweise

Bei Übung 1 das aktive Bein, bei Übung 4 den aktiven Arm nach jedem Satz wechseln.

1

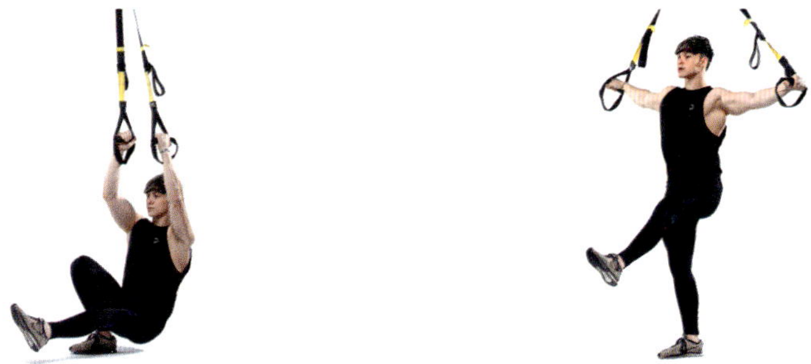

2

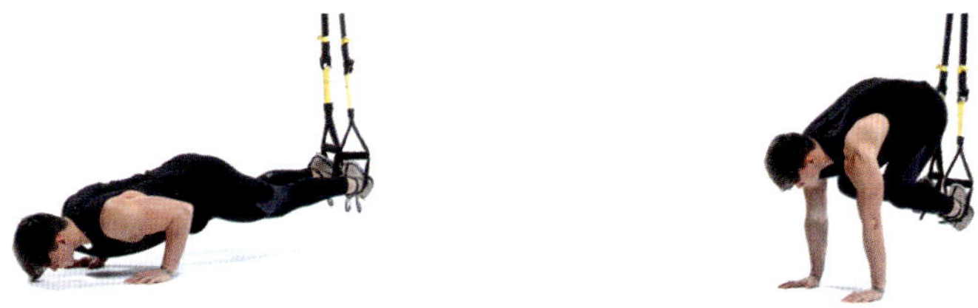

3

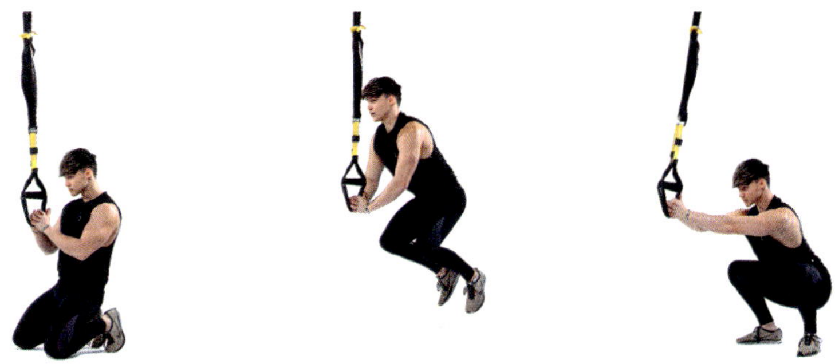

4

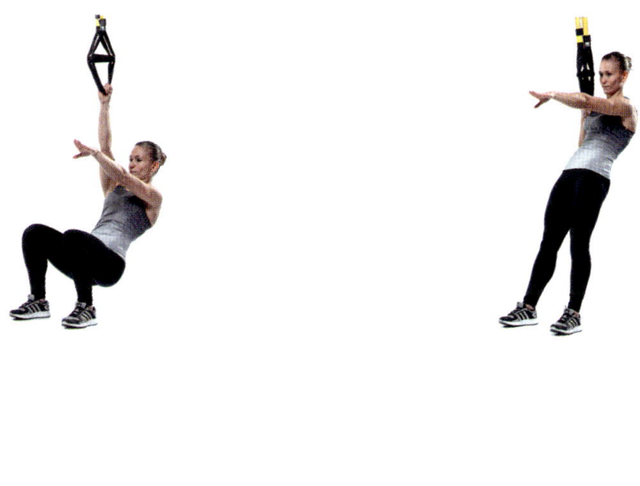

WOCHE 3 Workout 2

12 Minuten

2 Minuten • WARM-UP • Zwischen Warm-up 1–5 auf den Seiten 86–95 wählen.

1.

15 Sekunden • Back Lunge • danach 15 Sekunden Pause

2.

15 Sekunden • T Push-up • danach 15 Sekunden Pause

6-mal wiederholen.

3.

15 Sekunden • Pull Press Jump • danach 15 Sekunden Pause

4.

15 Sekunden • Einbeiniger Chest Fly • danach 15 Sekunden Pause

6-mal wiederholen.

Hinweise

Bei Übung 1 erst 3 Sätze nach rechts und danach 3 Sätze nach links ausführen.
Bei Übung 2 die Hand, bei Übung 4 das Bein nach jedem Satz wechseln.

1

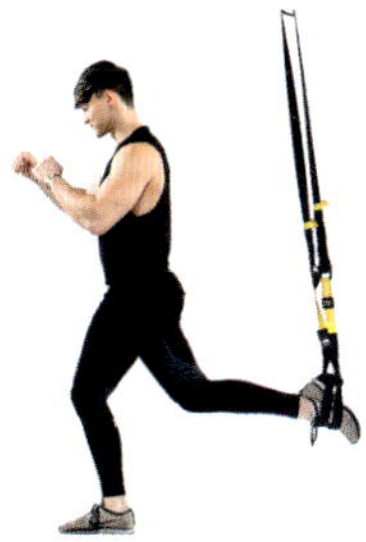

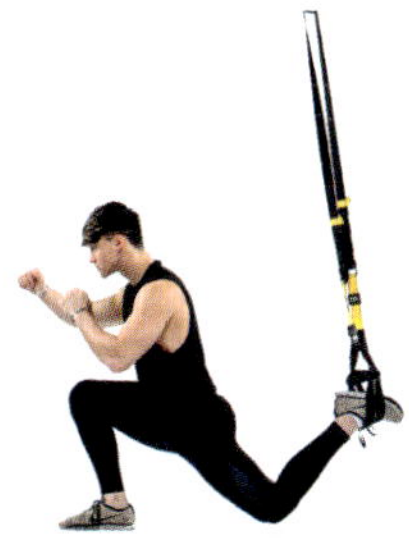

2

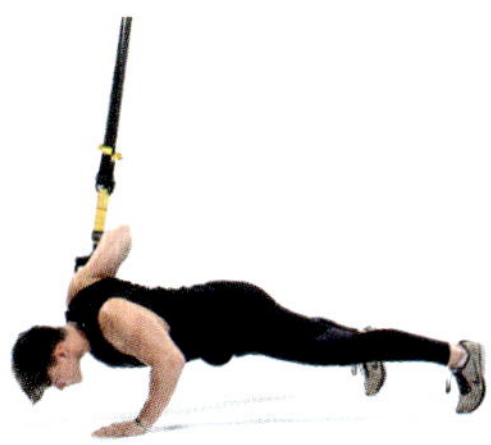

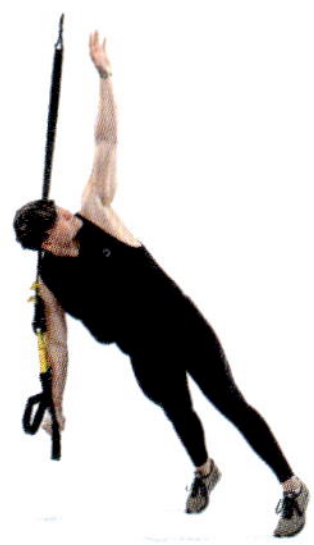

3

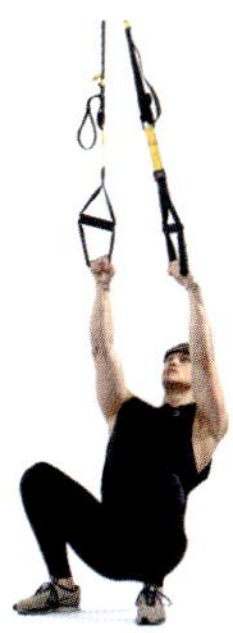

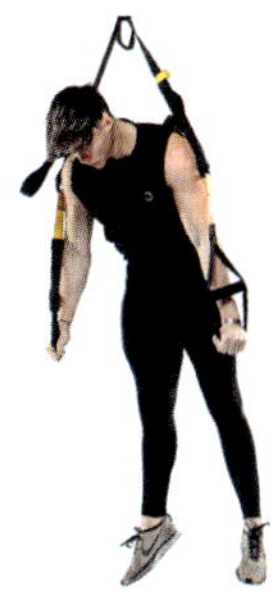

4

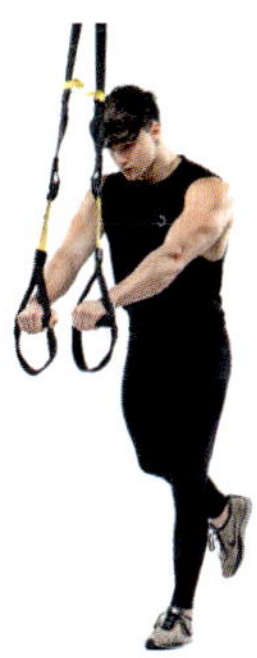

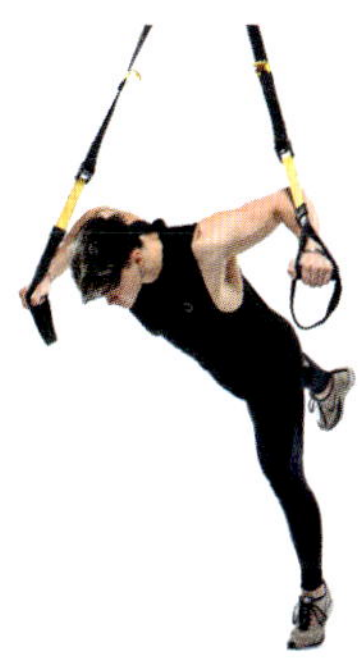

WOCHE 3 Workout 3

12 Minuten

2 Minuten • WARM-UP • Zwischen Warm-up 1–5 auf den Seiten 86–95 wählen.

1.

15 Sekunden • Pistol Squat • danach 15 Sekunden Pause

2.

15 Sekunden • Criss Cross Climber • danach 15 Sekunden Pause

Diese beiden Übungen 6-mal wiederholen.

3.

15 Sekunden • Pike Push-up • danach 15 Sekunden Pause

4.

15 Sekunden • Hip Lift + Row • danach 15 Sekunden Pause

Diese beiden Übungen 6-mal wiederholen.

Hinweis

Bei Übung 1 das aktive Bein nach jedem Satz wechseln.

1

2

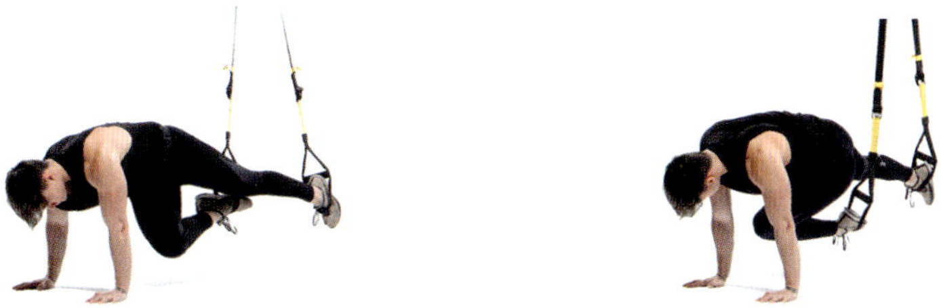

3

4

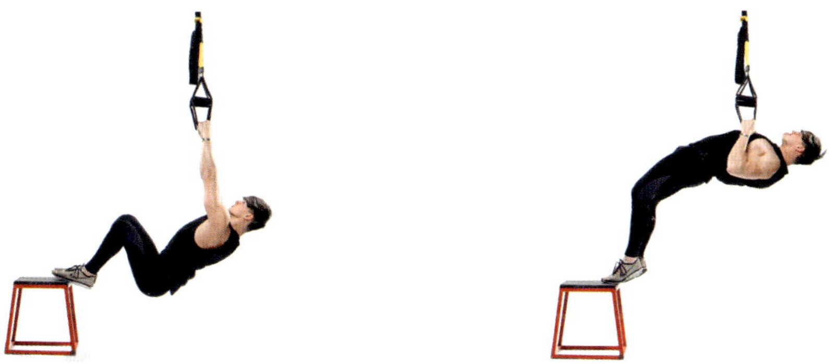

WOCHE 3 Workout 4

12 Minuten

2 Minuten • WARM-UP • Zwischen Warm-up 1–5 auf den Seiten 86–95 wählen.

1.

15 Sekunden • Squat Jump • danach 15 Sekunden Pause

2.

15 Sekunden • Forg • danach 15 Sekunden Pause

Diese beiden Übungen 6-mal wiederholen.

3.

15 Sekunden • Skater Jump • danach 15 Sekunden Pause

4.

15 Sekunden • Atomic Push-up • danach 15 Sekunden Pause

Diese beiden Übungen 6-mal wiederholen.

Hinweis

Bei Übung 2 das aktive Bein nach jedem Satz wechseln.

1

2

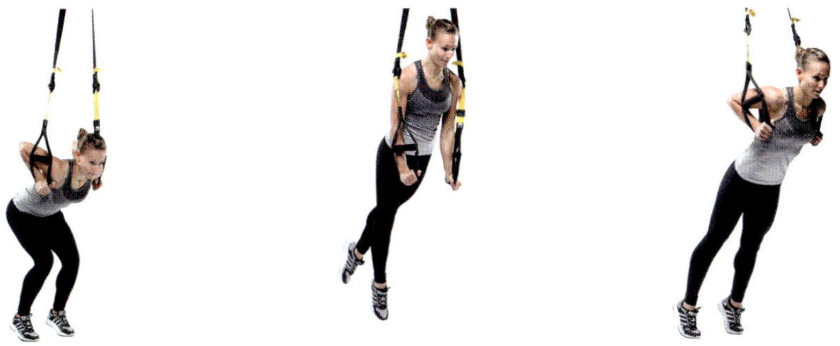

3

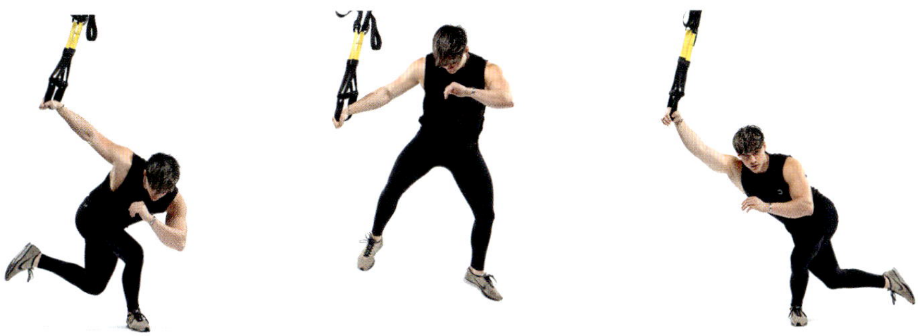

4

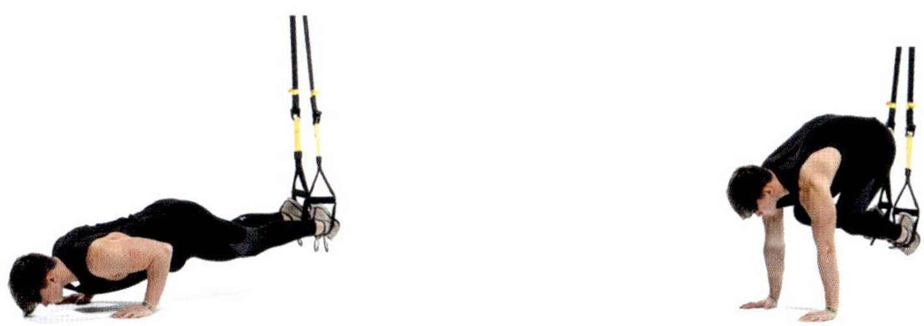

WOCHE 4 Workout 1

12 Minuten

2 Minuten • WARM-UP • Zwischen Warm-up 1–5 auf den Seiten 86–95 wählen.

1.

15 Sekunden • Einbeiniger Burpee • danach 15 Sekunden Pause

2.

15 Sekunden • Einarmiger Pull-up • danach 15 Sekunden Pause

Diese beiden Übungen 6-mal wiederholen.

3.

15 Sekunden • Plyo Lunge • danach 15 Sekunden Pause

4.

15 Sekunden • Torso • danach 15 Sekunden Pause

Diese beiden Übungen 6-mal wiederholen.

Hinweise

Bei den Übungen 1, 2 und 4 nach jedem Satz die Seite wechseln.

1

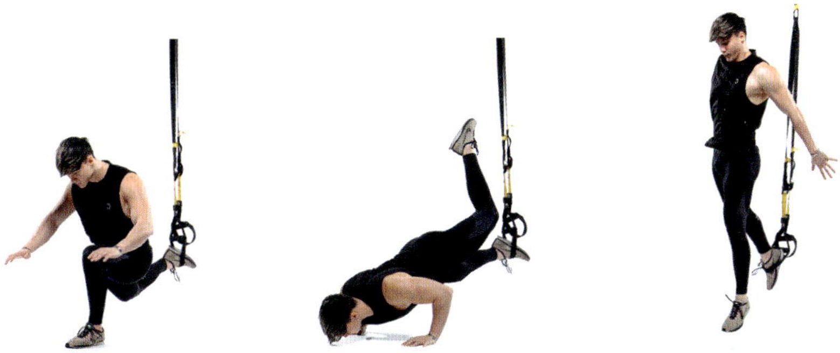

2

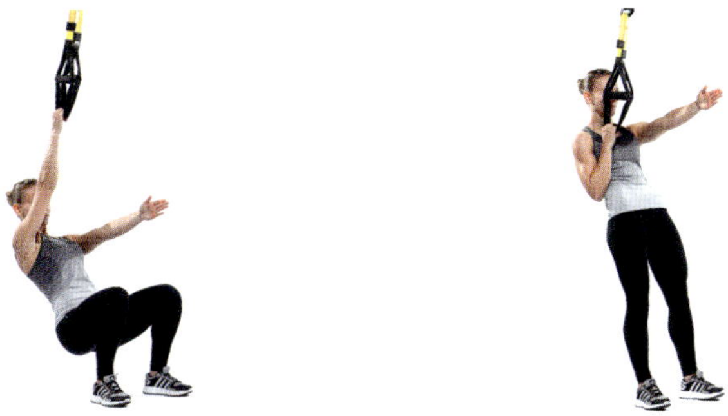

3

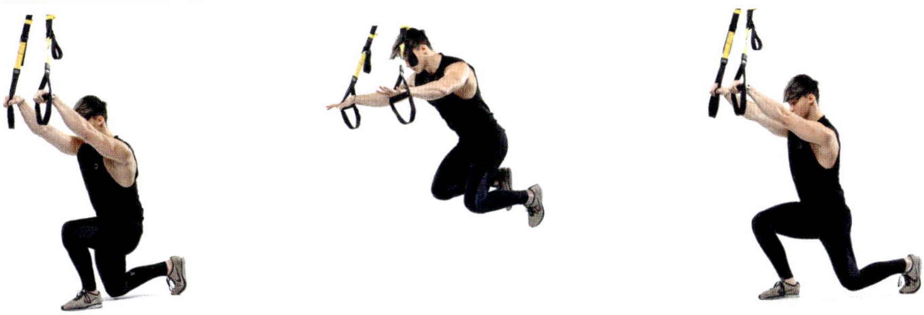

4

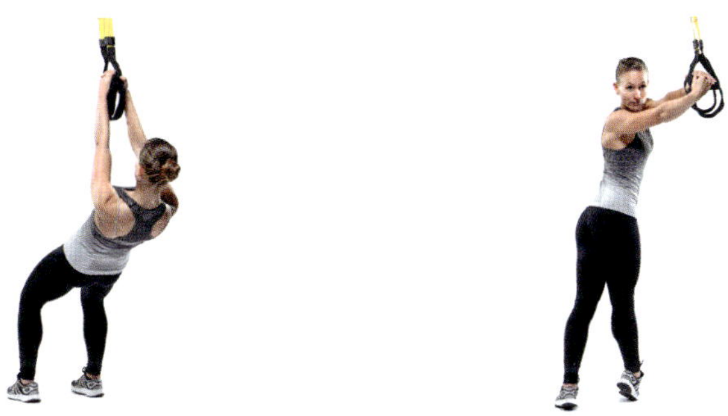

WOCHE 4 Workout 2

12 Minuten

2 Minuten • WARM-UP • Zwischen Warm-up 1–5 auf den Seiten 86–95 wählen.

1.

15 Sekunden • Squat + Biceps Curl • danach 15 Sekunden Pause

2.

15 Sekunden • Superman Hack Squat • danach 15 Sekunden Pause

Diese beiden Übungen 6-mal wiederholen.

3.

15 Sekunden • Body Saw + Push-up • danach 15 Sekunden Pause

4.

15 Sekunden • Crunch + einarmiger Curl • danach 15 Sekunden Pause

Diese beiden Übungen 6-mal wiederholen.

Hinweis

Bei Übung 4 den aktiven Arm nach jedem Satz wechseln.

1

2

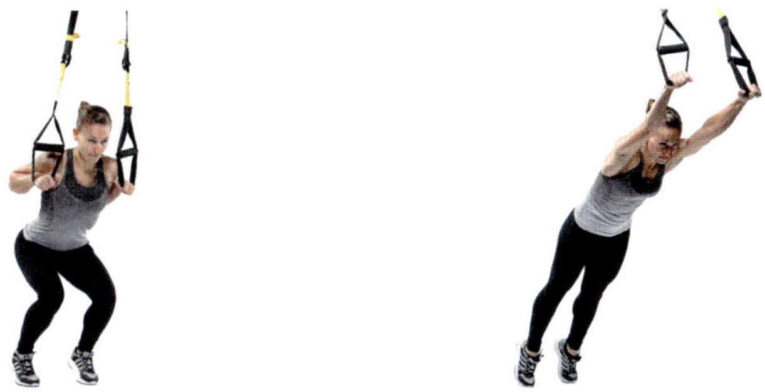

3

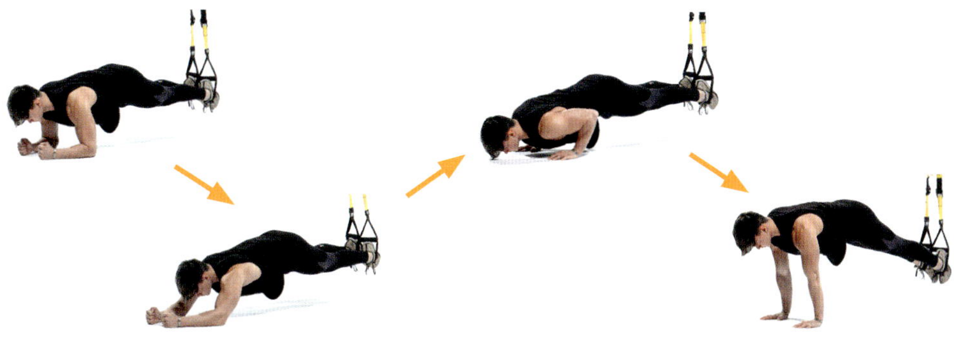

4

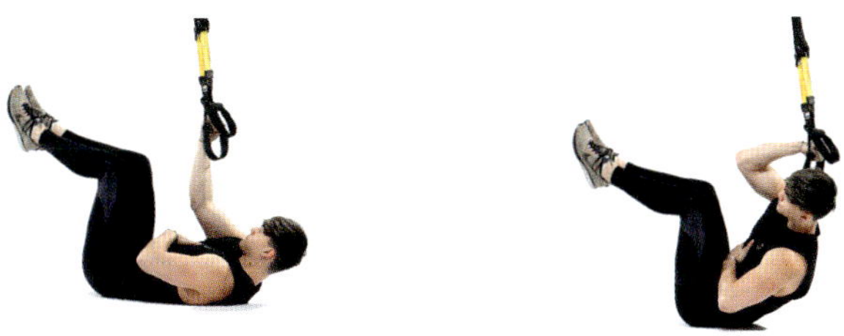

WOCHE 4 Workout 3

12 Minuten

2 Minuten • WARM-UP • Zwischen Warm-up 1–5 auf den Seiten 86–95 wählen.

1.

15 Sekunden • Push-up + Side Knee Tuck • danach 15 Sekunden Pause

2.

15 Sekunden • Chest Fly • danach 15 Sekunden Pause

Diese beiden Übungen 6-mal wiederholen.

3.

15 Sekunden • Einbeiniger Burpee • danach 15 Sekunden Pause

4.

15 Sekunden • Kneeling Roll-out • danach 15 Sekunden Pause

Diese beiden Übungen 6-mal wiederholen.

Hinweise

Bei Übung 3 das Bein bei jedem Satz wechseln.

1

2

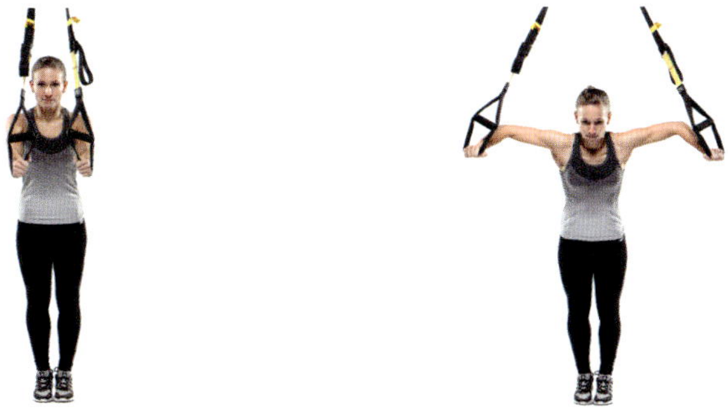

3

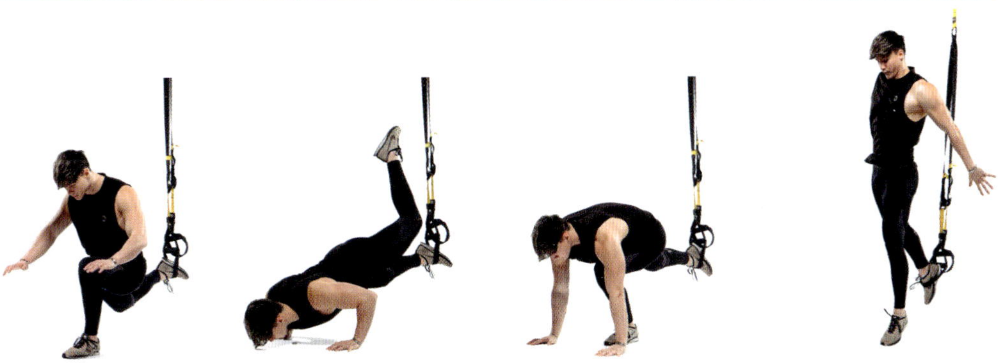

4

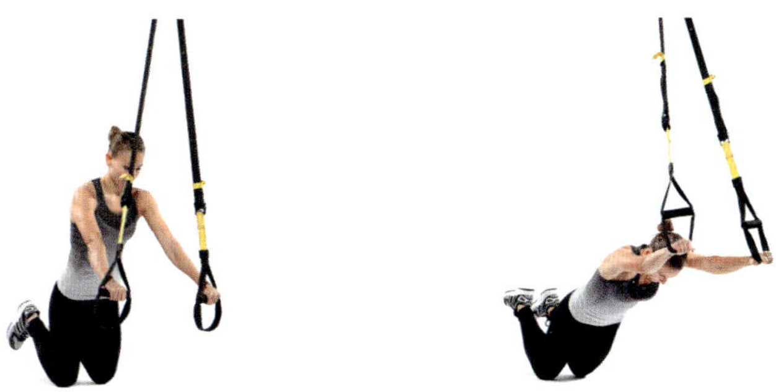

WOCHE 4 Workout 4

12 Minuten

2 Minuten • WARM-UP • Zwischen Warm-up 1–5 auf den Seiten 86–95 wählen.

1.

15 Sekunden • **Body Saw + Push-up** • danach 15 Sekunden Pause

2.

15 Sekunden • **Kneeling Roll-out** • danach 15 Sekunden Pause

Diese beiden Übungen 6-mal wiederholen.

3.

15 Sekunden • **Shrimp Squat to Pistol Squat** • danach 15 Sekunden Pause

4.

15 Sekunden • **Sprinter Start** • danach 15 Sekunden Pause

Diese beiden Übungen 6-mal wiederholen.

Hinweis

Bei den Übungen 3 und 4 das Bein nach jedem Satz wechseln.

1

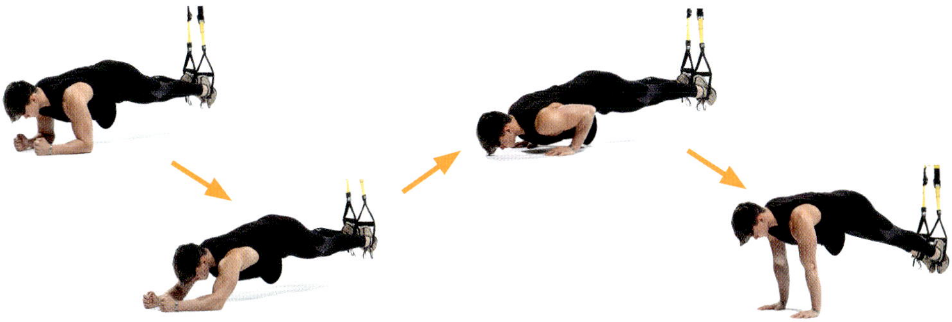

2

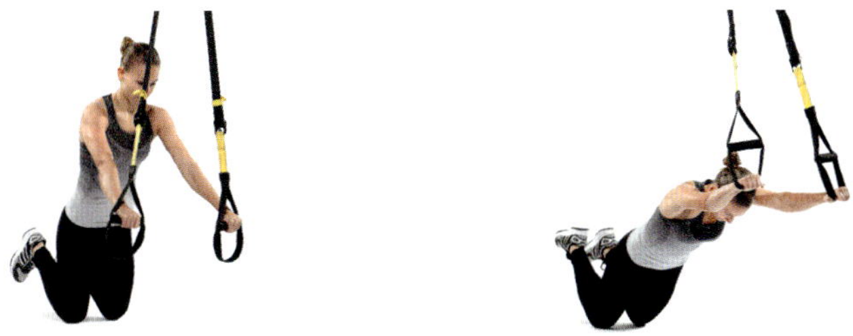

3

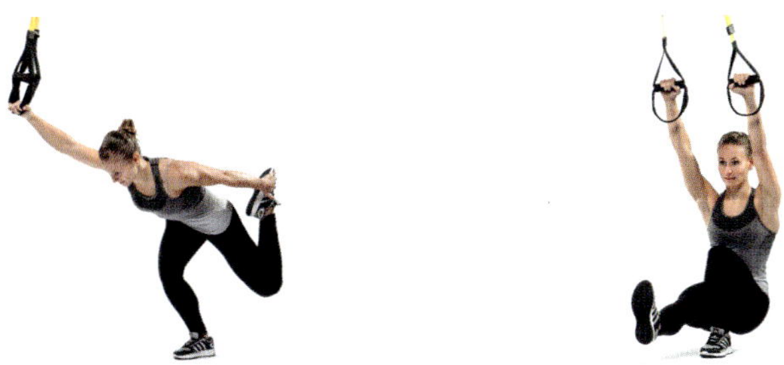

4

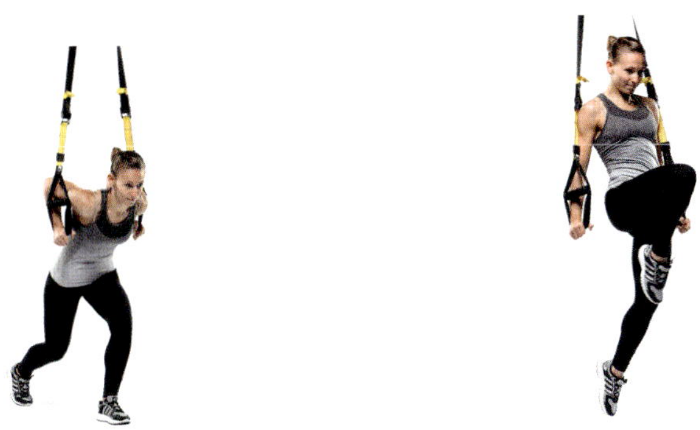

Übungen für den Urlaub

In diesem Kapitel findest du Ideen für effiziente Workouts, um auch während deines Urlaubs weitertrainieren zu können.

Aber bitte beachte: Es handelt sich um kein eigentliches Training, sondern um Ideen zu vier Themenbereichen, die dir helfen sollen, deinen Trainingsstand zu erhalten.

Ich empfehle dazu mindestens zwei Trainingseinheiten pro Woche. Die Workouts sind ultrakurz und sollten deinen Tagesablauf in keiner Weise stören.

Die Übungen folgen der Grundidee dieses Buchs, sodass die vier Themen sich auf die vier großen Muskelgruppen beziehen. Es gibt auch hier drei Schwierigkeitsstufen.

Wähle die Workouts aus, die dich interessieren oder inspirieren, damit du auch während deines Urlaubs in Form bleibst.

Core 1

Core 2

Beine und Gesäß 1

Beine und Gesäß 2

Arme 1

Arme 2

Brust 1

Brust 2

CORE 1 Anfänger

8 Minuten

2 Minuten • **WARM-UP** • Ein beliebiges Warm-up wählen.

1.

15 Sekunden • **Torso** • danach 15 Sekunden Pause

2.

15 Sekunden • **Kneeling Roll-out** • danach 15 Sekunden Pause

Diese beiden Übungen 8-mal wiederholen.

Hinweis

Bei Übung 1 die Drehrichtung bei jeder Wiederholung wechseln.

1

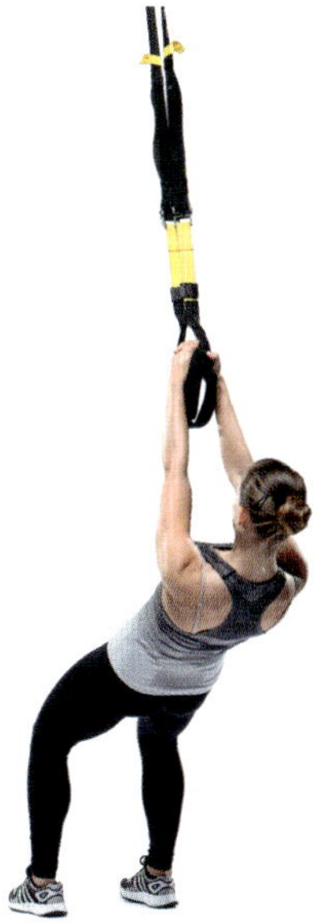

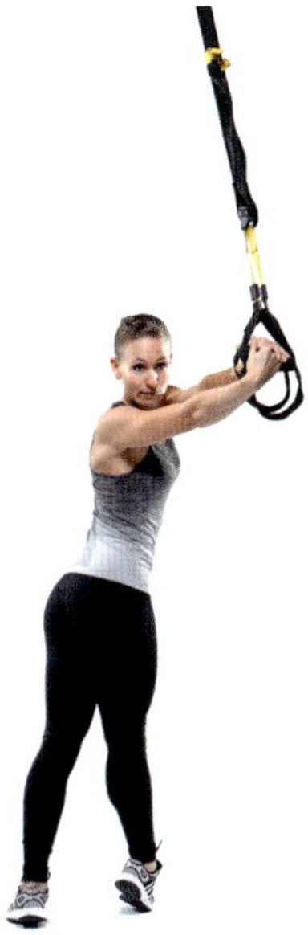

2

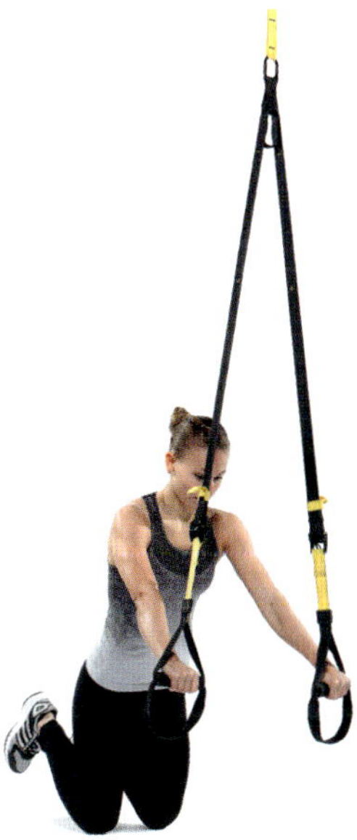

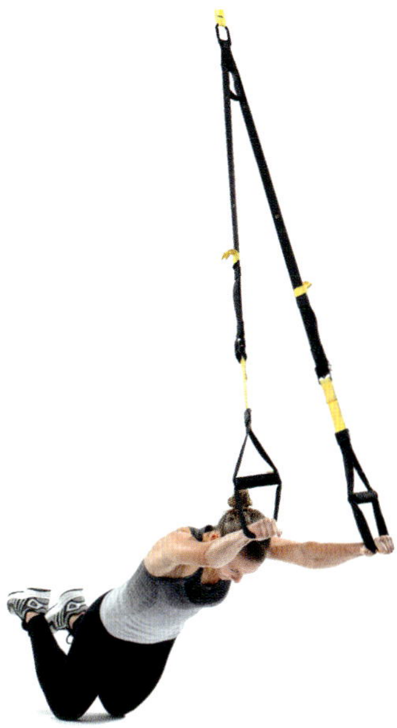

CORE 1 Fortgeschrittene

10 Minuten

2 Minuten • **WARM-UP** • Ein beliebiges Warm-up wählen.

1.

15 Sekunden • **Forg** • danach 15 Sekunden Pause

2.

15 Sekunden • **Inverted Row, gehalten** • danach 15 Sekunden Pause

Diese beiden Übungen 5-mal wiederholen.

3.

15 Sekunden • **Inverted Plank** • danach 15 Sekunden Pause

4.

15 Sekunden • **Pike, gehalten** • danach 15 Sekunden Pause

Diese beiden Übungen 5-mal wiederholen.

Hinweise

Bei den Übungen 2, 3 und 4 die Position 15 Sekunden lang halten.

1

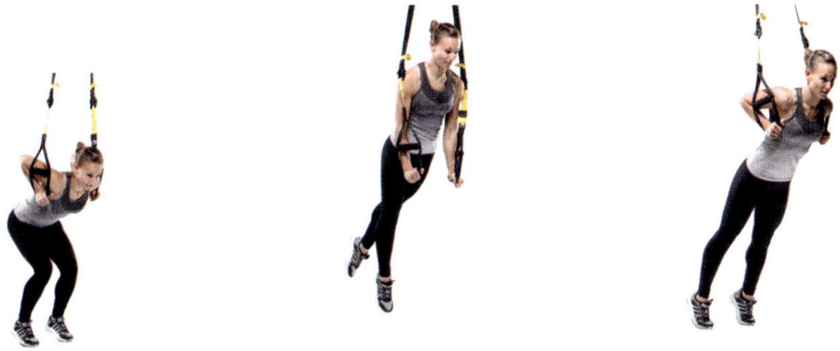

2

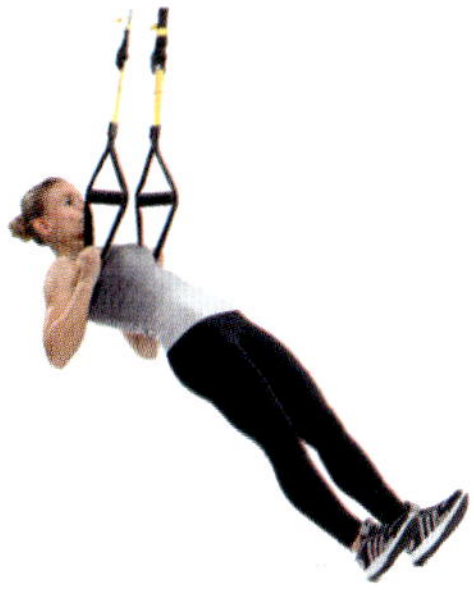

3

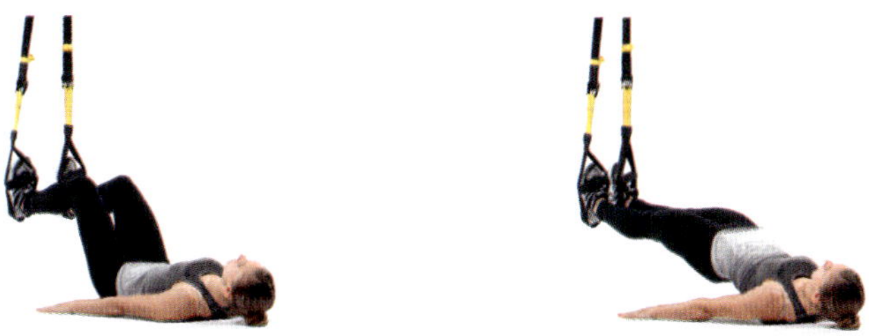

4

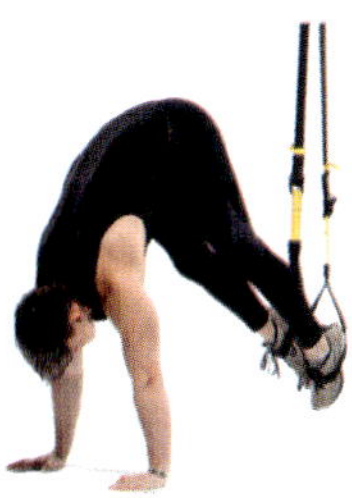

CORE 1 Profis

12 Minuten

2 Minuten • **WARM-UP** • Ein beliebiges Warm-up wählen.

1.

15 Sekunden • **Criss Cross Climber** • danach 15 Sekunden Pause

2.

15 Sekunden • **Body Saw + Push-up** • danach 15 Sekunden Pause

Diese beiden Übungen 6-mal wiederholen.

3.

15 Sekunden • **Leg Raise im Liegen** • danach 15 Sekunden Pause

4.

15 Sekunden • **Push-up + Side Knee Tuck** • danach 15 Sekunden Pause

Diese beiden Übungen 6-mal wiederholen.

Hinweis

Bei Übung 4 die Seite bei jeder Wiederholung wechseln.

1

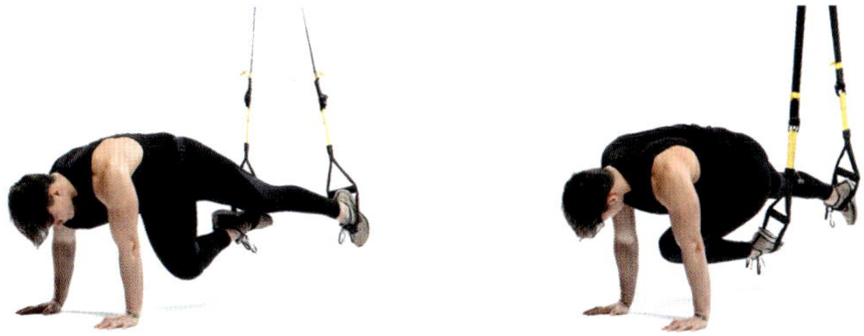

2

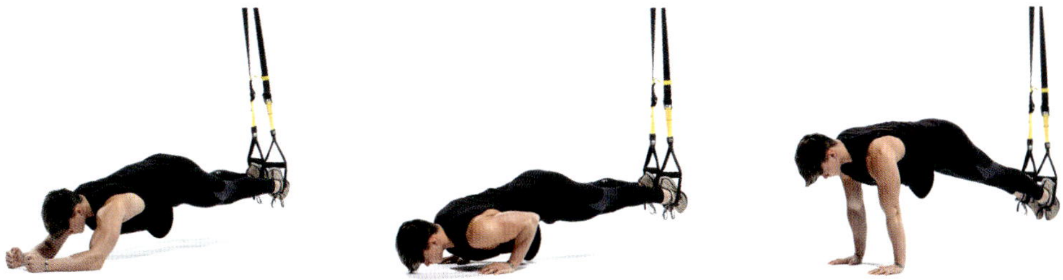

3

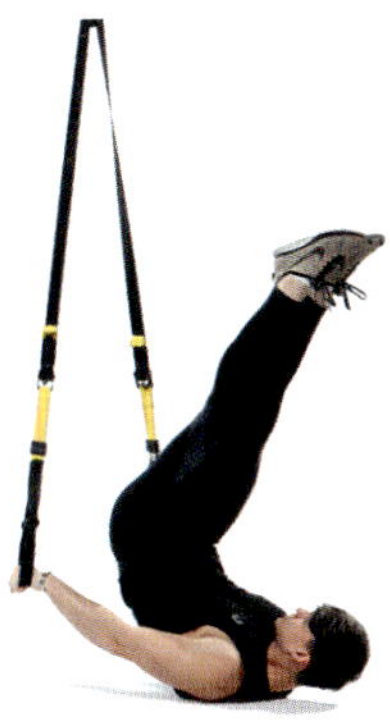

4

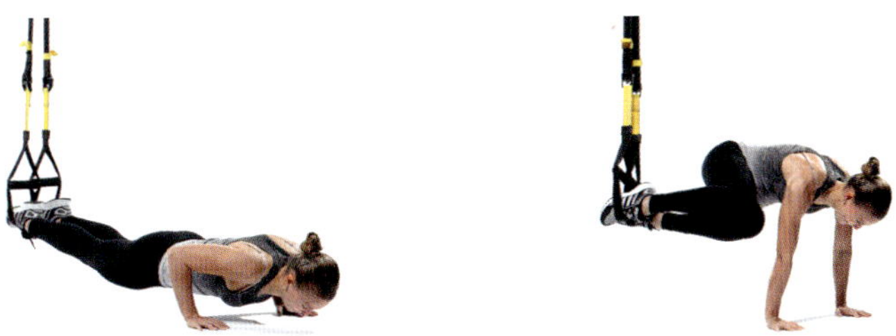

CORE 2 Anfänger

8 Minuten

2 Minuten • **WARM-UP** • Ein beliebiges Warm-up wählen.

1.

15 Sekunden • **Inverted Plank** • danach 15 Sekunden Pause

2.

15 Sekunden • **Kneeling Roll-out, gehalten** • danach 15 Sekunden Pause

Diese beiden Übungen 8-mal wiederholen.

Hinweis

Bei beiden Übungen die Position 15 Sekunden lang halten.

1

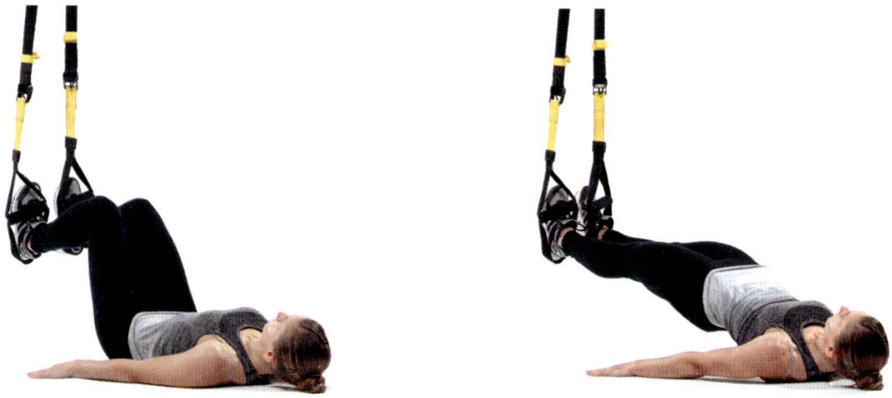

2

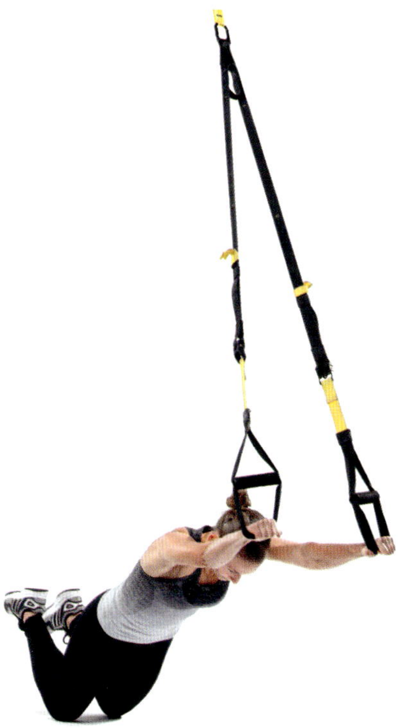

CORE 2 Fortgeschrittene

10 Minuten

2 Minuten • **WARM-UP** • Ein beliebiges Warm-up wählen.

1.

15 Sekunden • **Kneeling Roll-out** • danach 15 Sekunden Pause

2.

15 Sekunden • **Tuck Plank** • danach 15 Sekunden Pause

Diese beiden Übungen 5-mal wiederholen.

3.

15 Sekunden • **Sprinter Start** • danach 15 Sekunden Pause

4.

15 Sekunden • **Hamstring Curl** • danach 15 Sekunden Pause

Diese beiden Übungen 6-mal wiederholen.

Hinweise

Bei Übung 3 das Bein nach jedem Satz wechseln.

1

2

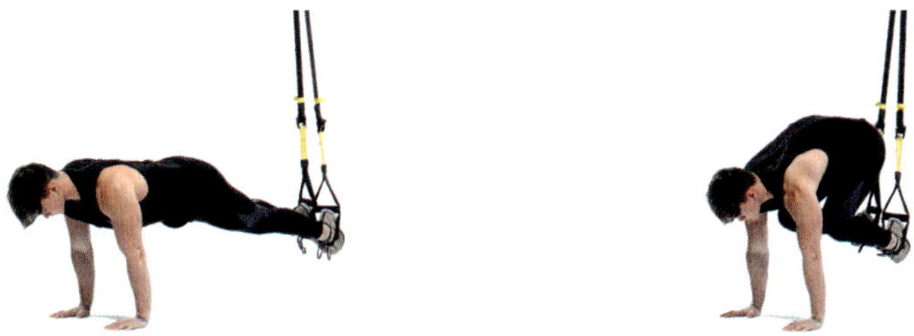

3

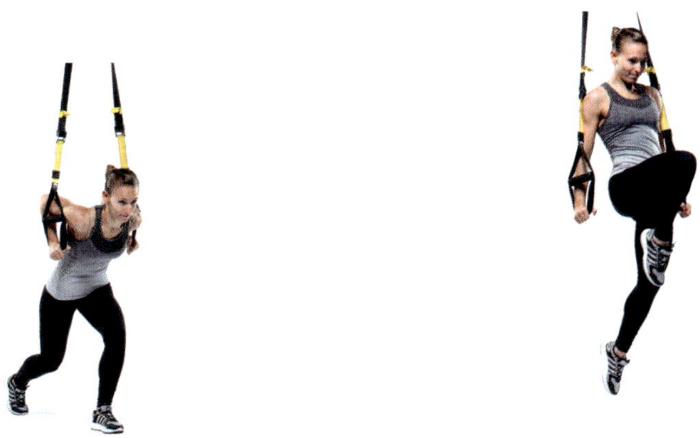

4

CORE 2 Profis

12 Minuten

2 Minuten • **WARM-UP** • Ein beliebiges Warm-up wählen.

1.

15 Sekunden • **Einarmige Plank, gehalten** • danach 15 Sekunden Pause

2.

15 Sekunden • **Einbeiniger Chest Fly, gehalten** • danach 15 Sekunden Pause

Diese beiden Übungen 6-mal wiederholen.

3.

15 Sekunden • **Shrimp Squat, gehalten** • danach 15 Sekunden Pause

4.

15 Sekunden • **Squat Jump** • danach 15 Sekunden Pause

Diese beiden Übungen 6-mal wiederholen.

Hinweise

Bei den Übungen 1, 2 und 3 die aktive Seite nach jedem Satz wechseln.

1

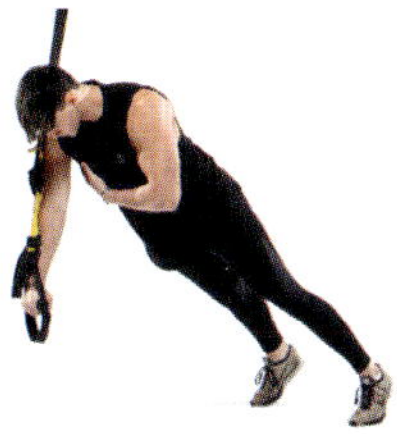

2

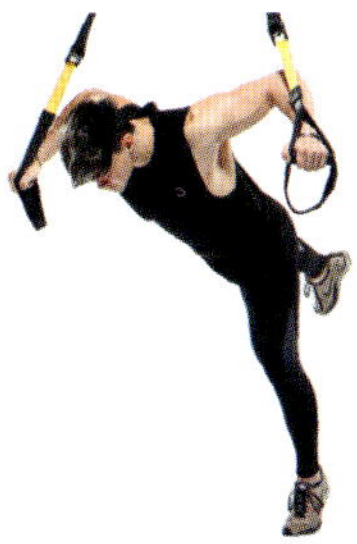

3

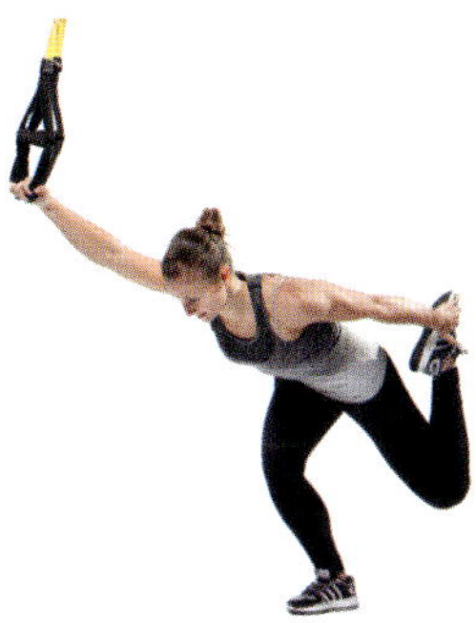

4

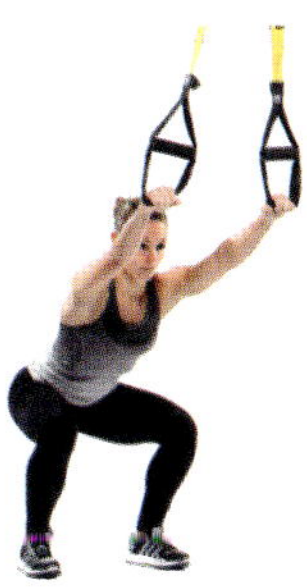

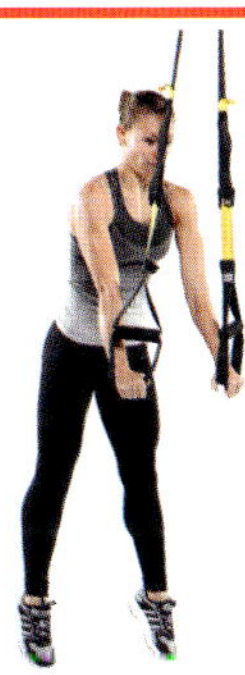

BEINE UND GESÄSS 1 Anfänger

8 Minuten

2 Minuten • **WARM-UP** • Ein beliebiges Warm-up wählen.

1.

15 Sekunden • **Tip Toes Squat** • danach 15 Sekunden Pause

2.

15 Sekunden • **Cross Floating Lunge** • danach 15 Sekunden Pause

Diese beiden Übungen 8-mal wiederholen.

Hinweis

Bei Übung 2 Arm und Bein nach jedem Satz wechseln.

1

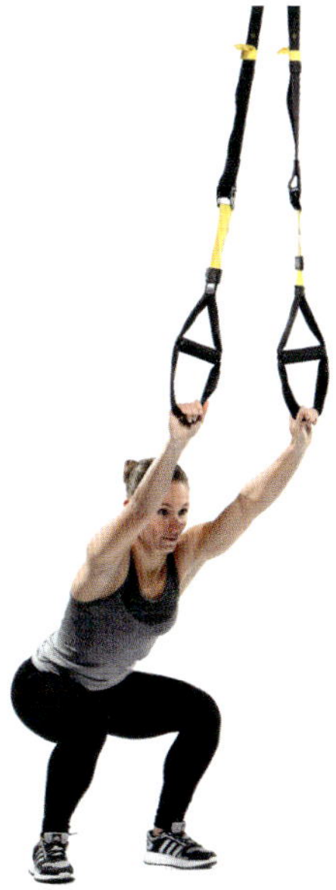

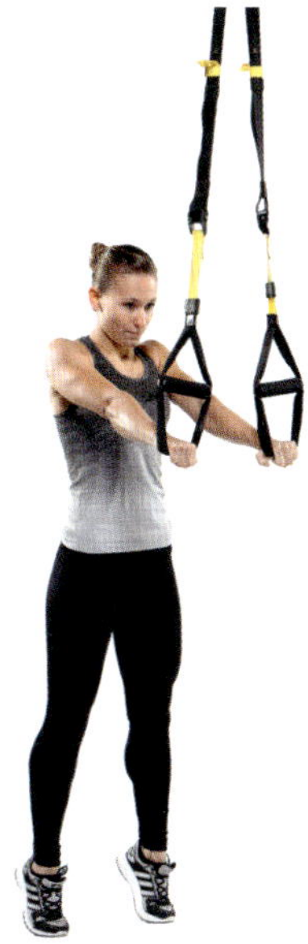

2

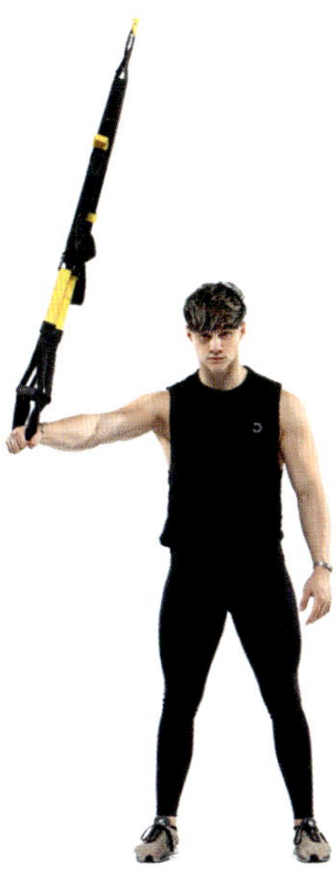

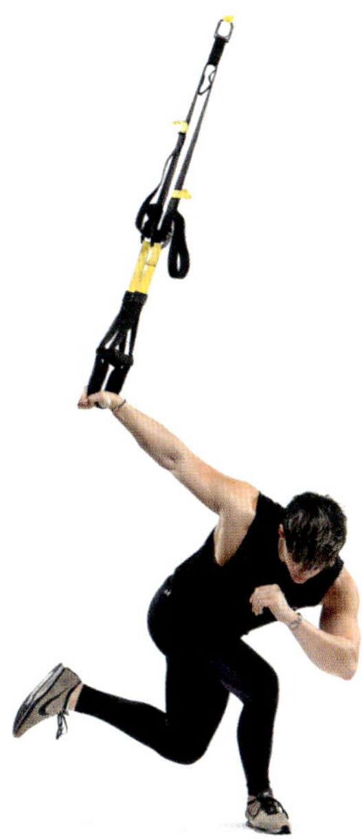

BEINE UND GESÄSS 1 Fortgeschrittene 10 Minuten

2 Minuten • **WARM-UP** • Ein beliebiges Warm-up wählen.

1.

15 Sekunden • **Squat Jump** • danach 15 Sekunden Pause

2.

15 Sekunden • **Cossack** • danach 15 Sekunden Pause

Diese beiden Übungen 5-mal wiederholen.

3.

15 Sekunden • **Squat-down + Pistol-up** • danach 15 Sekunden Pause

4.

15 Sekunden • **Hip Lift + Row, gehalten** • danach 15 Sekunden Pause

Diese beiden Übungen 5-mal wiederholen.

Hinweise

Bei Übung 3 das Bein nach jeder Wiederholung wechseln.

1

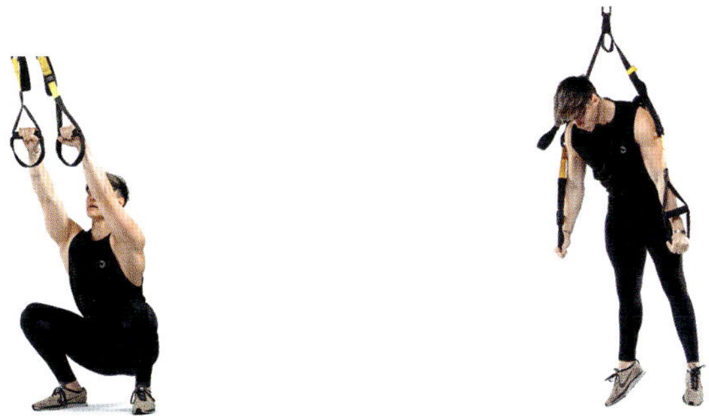

2

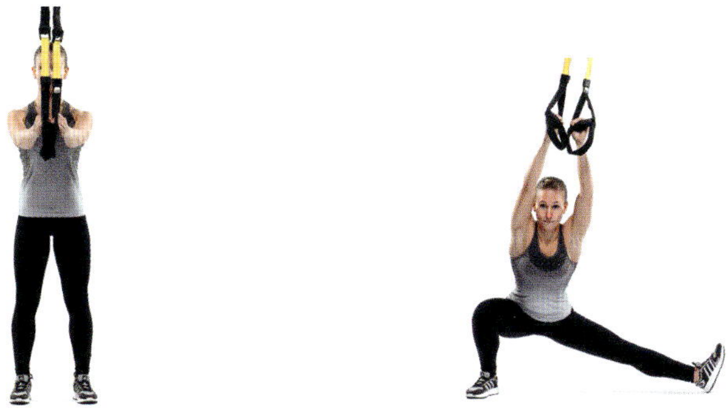

3

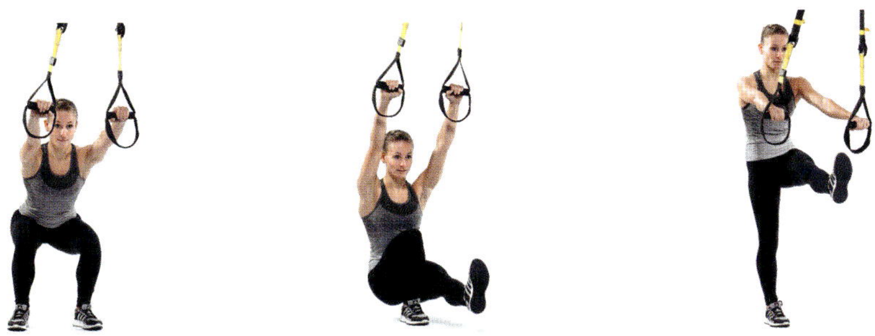

4

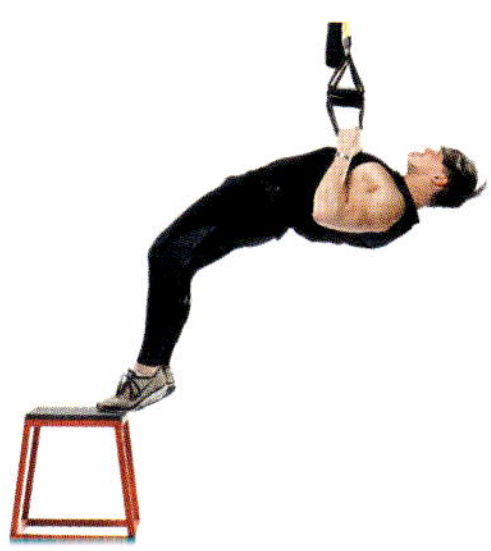

BEINE UND GESÄSS 1 Profis

12 Minuten

2 Minuten • **WARM-UP** • Ein beliebiges Warm-up wählen.

1.

15 Sekunden • **Pistol Squat** • danach 15 Sekunden Pause

2.

15 Sekunden • **Kneeling Jump** • danach 15 Sekunden Pause

Diese beiden Übungen 6-mal wiederholen.

3.

15 Sekunden • **Einbeiniger Burpee** • danach 15 Sekunden Pause

4.

15 Sekunden • **Pull Press Jump** • danach 15 Sekunden Pause

Diese beiden Übungen 6-mal wiederholen.

Hinweis

Bei den Übungen 1 und 3 das Bein nach jedem Satz wechseln.

1

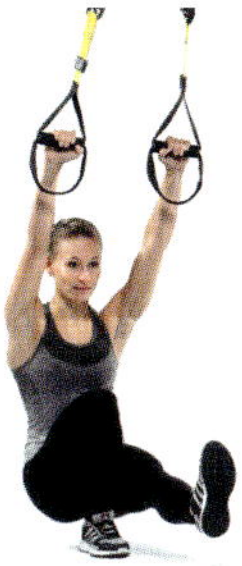

2

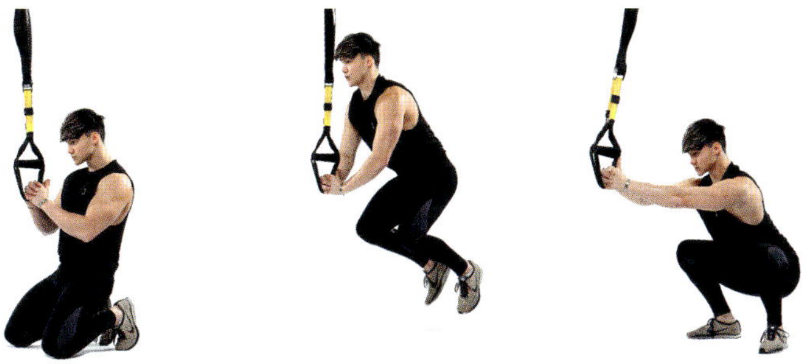

3

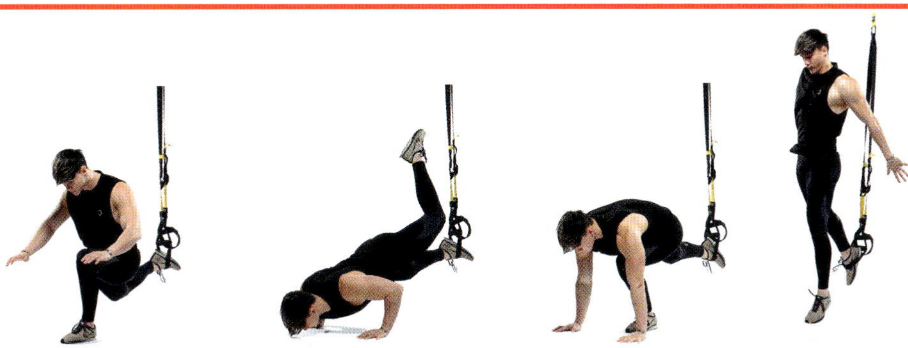

4

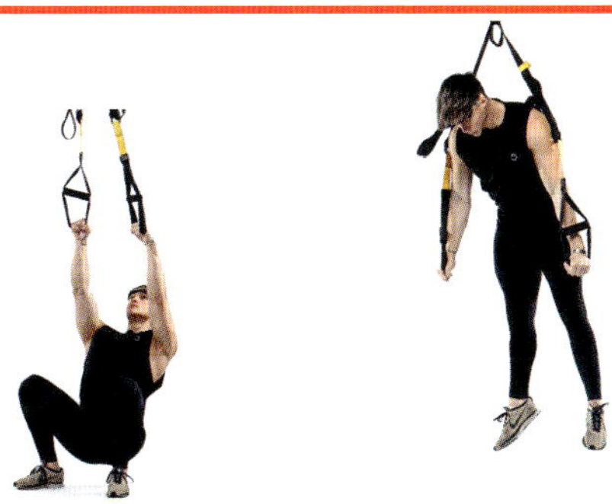

BEINE UND GESÄSS 2 Anfänger

8 Minuten

2 Minuten • **WARM-UP** • Ein beliebiges Warm-up wählen.

1.

15 Sekunden • **Front Lunge + T** • danach 15 Sekunden Pause

2.

15 Sekunden • **Bridge Tuck, gehalten** • danach 15 Sekunden Pause

Diese beiden Übungen 8-mal wiederholen.

Hinweis

Bei Übung 2 die Position 15 Sekunden lang halten.

1

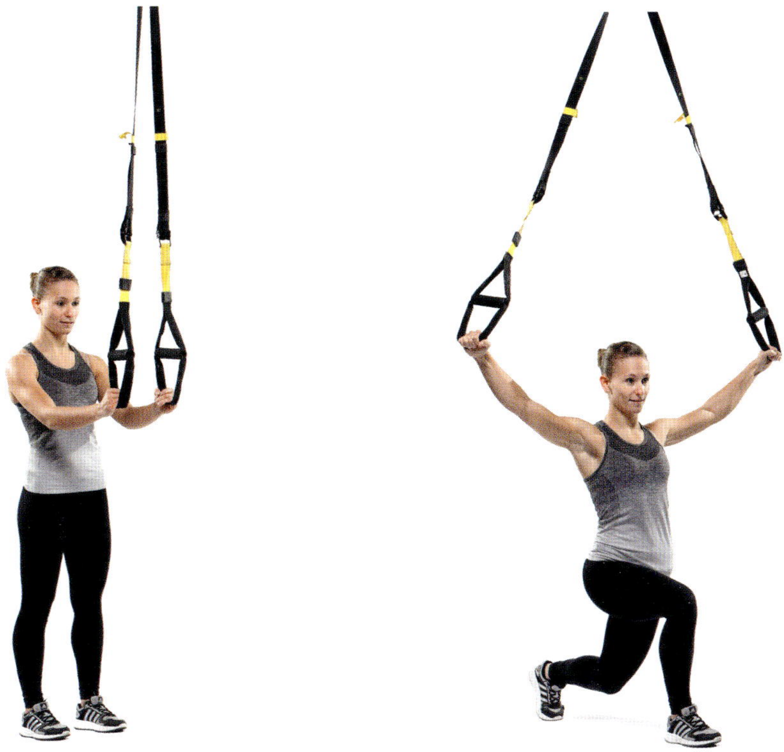

2

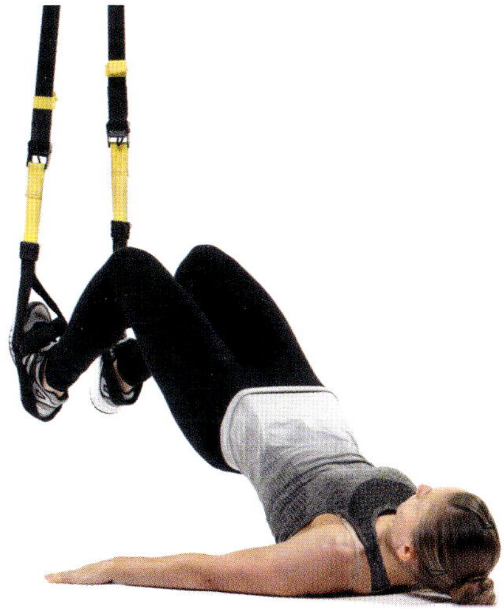

BEINE UND GESÄSS 2 Fortgeschrittene 10 Minuten

2 Minuten • **WARM-UP** • Ein beliebiges Warm-up wählen.

1.

15 Sekunden • **Plyo Lunge** • danach 15 Sekunden Pause

2.

15 Sekunden • **Bicycle** • danach 15 Sekunden Pause

Diese beiden Übungen 5-mal wiederholen.

3.

15 Sekunden • **Squat Jump** • danach 15 Sekunden Pause

4.

15 Sekunden • **Cossack** • danach 15 Sekunden Pause

Diese beiden Übungen 5-mal wiederholen.

Hinweis

Bei Übung 4 das gebeugte Bein nach jeder Wiederholung wechseln.

1

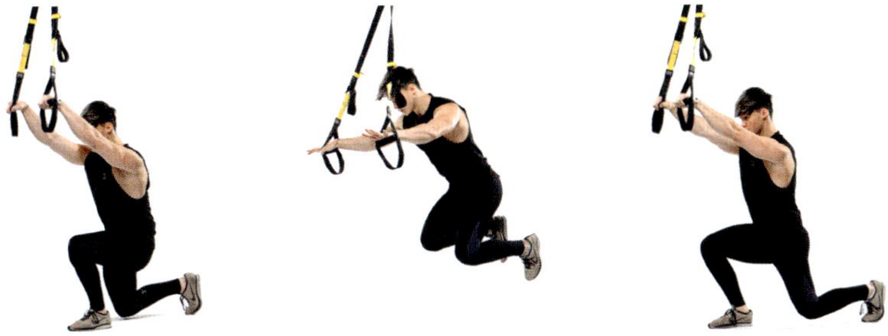

2

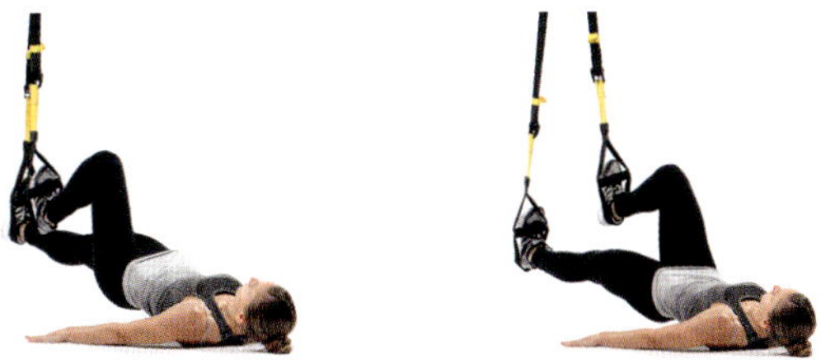

3

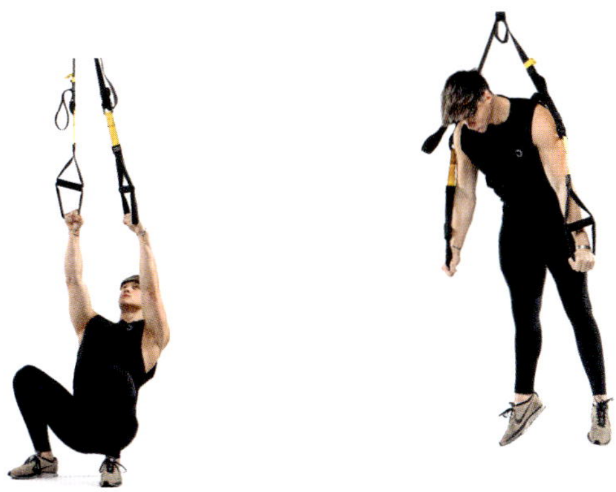

4

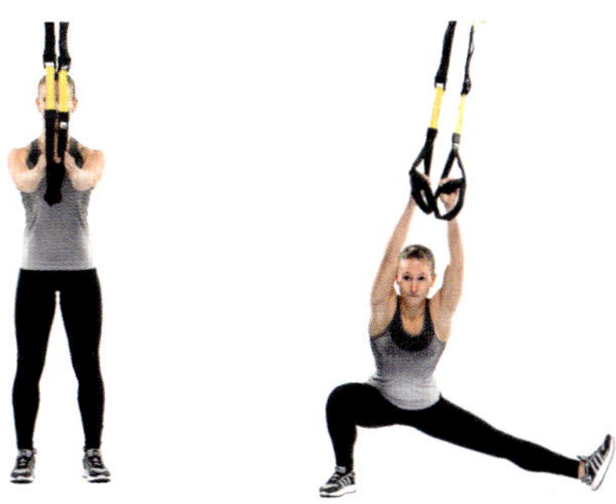

BEINE UND GESÄSS 2 Profis 12 Minuten

2 Minuten • **WARM-UP** • Ein beliebiges Warm-up wählen.

1.

15 Sekunden • **Hamstring Curl** • danach 15 Sekunden Pause

2.

15 Sekunden • **Pistol Squat + T** • danach 15 Sekunden Pause

Diese beiden Übungen 6-mal wiederholen.

3.

15 Sekunden • **Back Lunge** • danach 15 Sekunden Pause

4.

15 Sekunden • **Kneeling Jump** • danach 15 Sekunden Pause

Diese beiden Übungen 6-mal wiederholen.

Hinweis

Bei den Übungen 2 und 3 das Bein nach jedem Satz wechseln.

1

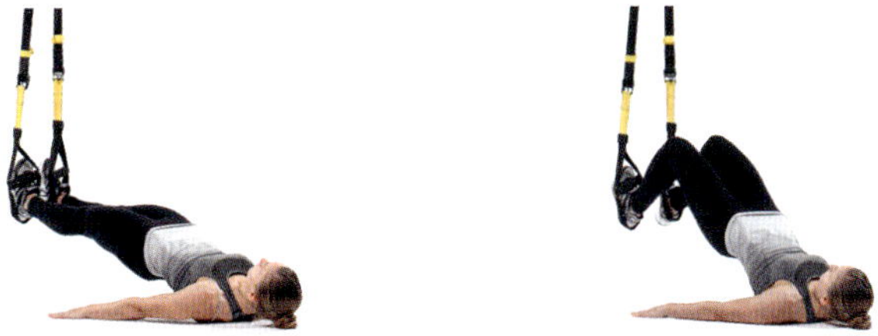

2

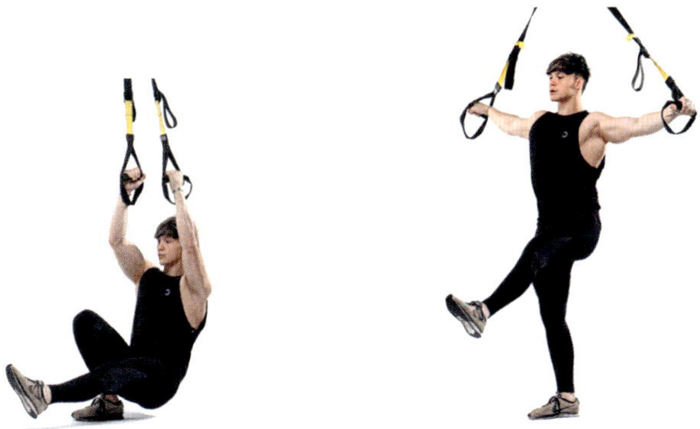

3

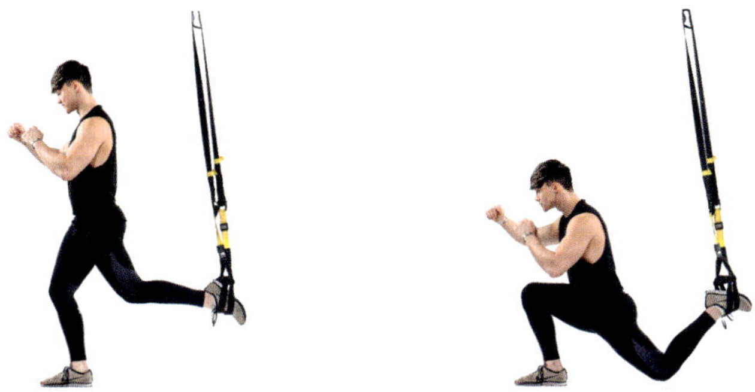

4

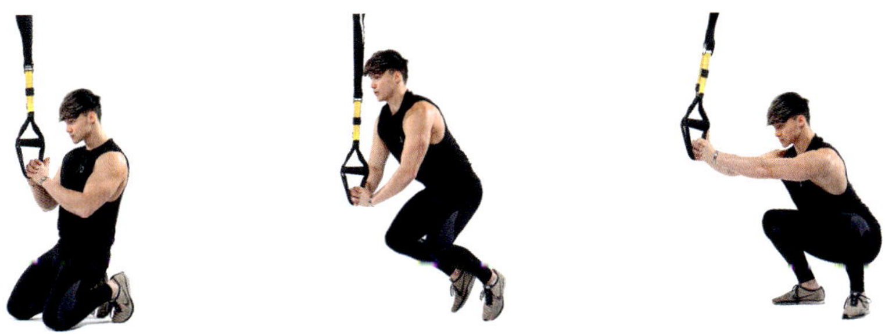

ARME 1 Anfänger

8 Minuten

2 Minuten • **WARM-UP** • Ein beliebiges Warm-up wählen.

1.

15 Sekunden • **Biceps Curl** • danach 15 Sekunden Pause

2.

15 Sekunden • **Triceps Press** • danach 15 Sekunden Pause

Diese beiden Übungen 8-mal wiederholen.

1

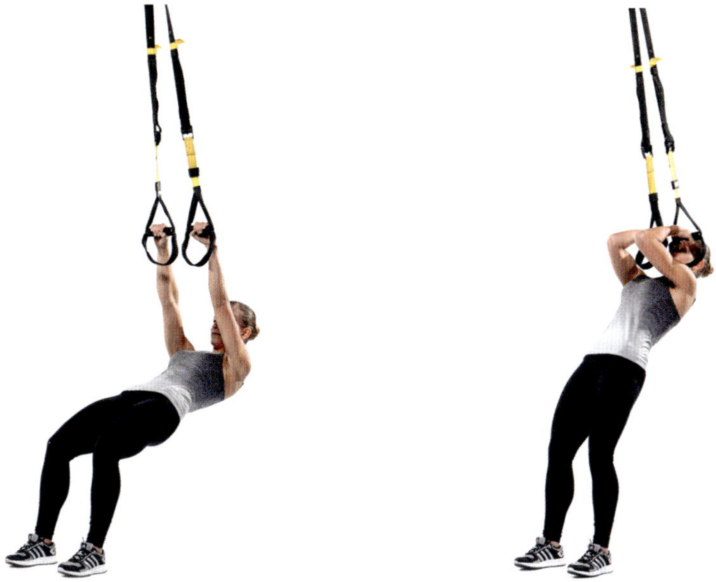

2

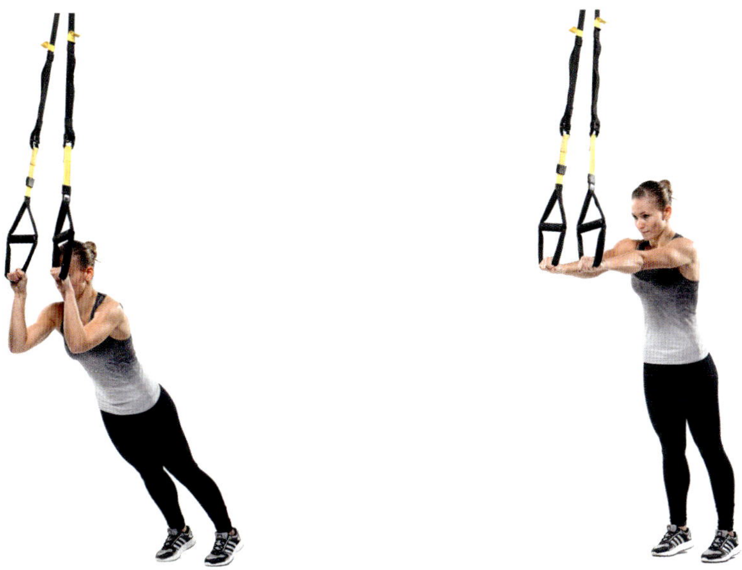

ARME 1 Fortgeschrittene

10 Minuten

2 Minuten • **WARM-UP** • Ein beliebiges Warm-up wählen.

1.

15 Sekunden • **Einarmiger Pull-up** • danach 15 Sekunden Pause

2.

15 Sekunden • **Push-up** • danach 15 Sekunden Pause

Diese beiden Übungen 5-mal wiederholen.

3.

15 Sekunden • **Einarmiger Pull-up** • danach 15 Sekunden Pause

4.

15 Sekunden • **Pike Push-up** • danach 15 Sekunden Pause

Diese beiden Übungen 5-mal wiederholen.

1

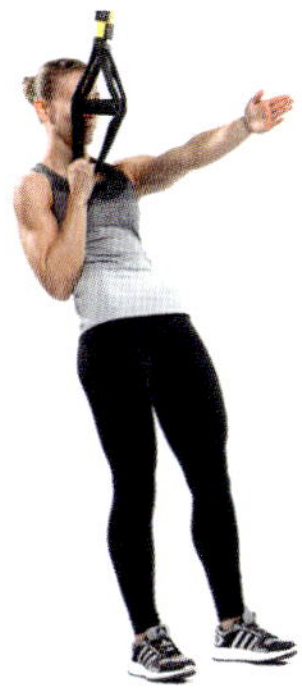

2

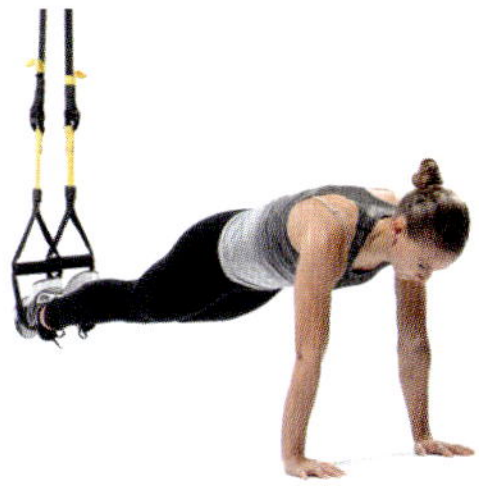

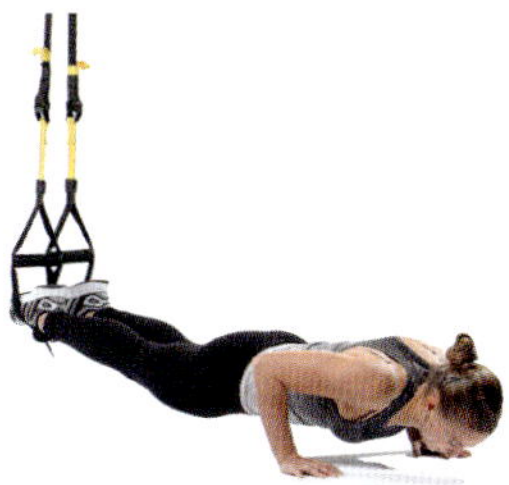

3

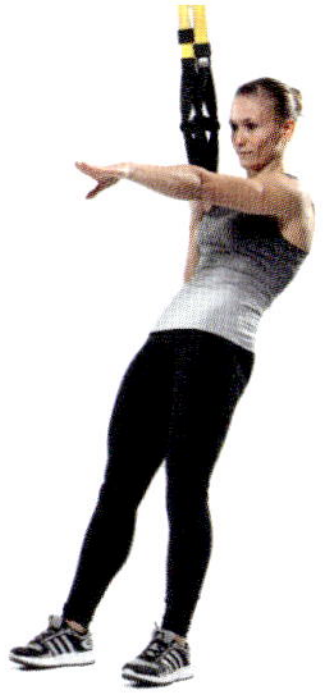

4

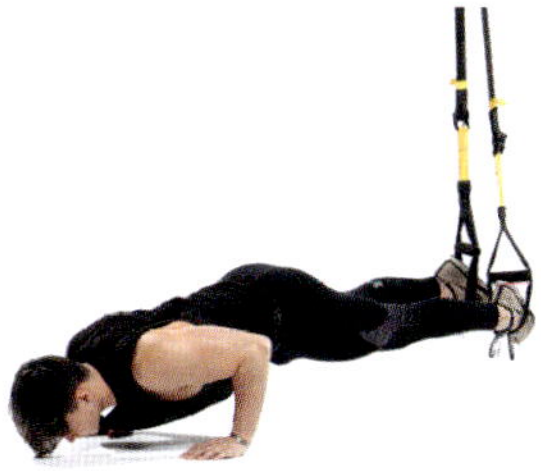

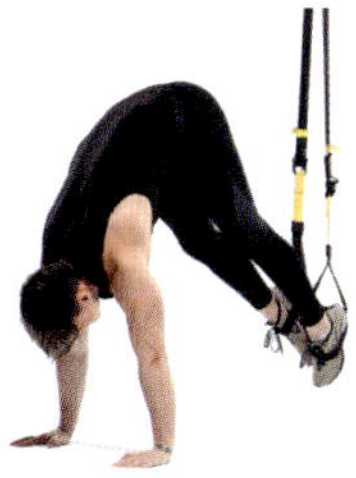

ARME 1 Profis

12 Minuten

2 Minuten • **WARM-UP** • Ein beliebiges Warm-up wählen.

1.

15 Sekunden • **Einarmiger Push-up mit Unterstützung** • danach 15 Sekunden Pause

2.

15 Sekunden • **Crunch + einarmiger Curl** • danach 15 Sekunden Pause

Diese beiden Übungen 6-mal wiederholen.

3.

15 Sekunden • **Einarmiger Push-up mit Unterstützung** • danach 15 Sekunden Pause

4.

15 Sekunden • **Einarmiger Biceps Curl** • danach 15 Sekunden Pause

Diese beiden Übungen 6-mal wiederholen.

Hinweis

Bei den Übungen 1, 2 und 4 den aktiven Arm nach jedem Satz wechseln.

1

2

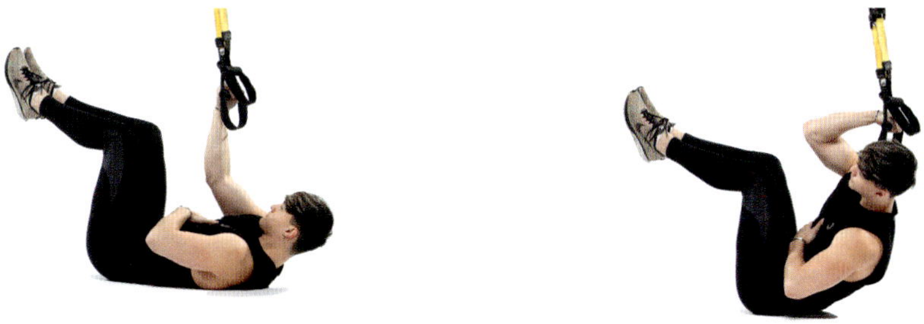

3

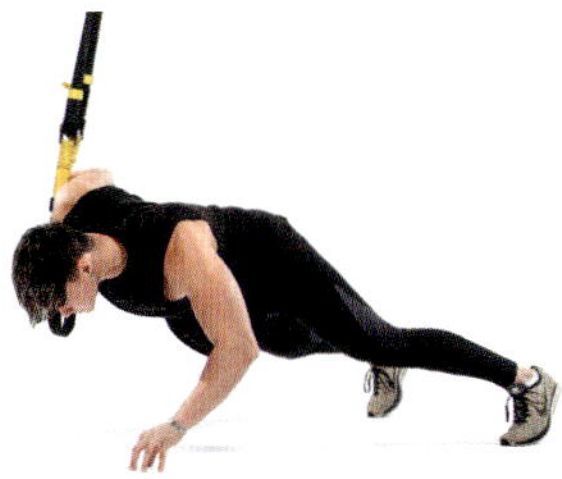

4

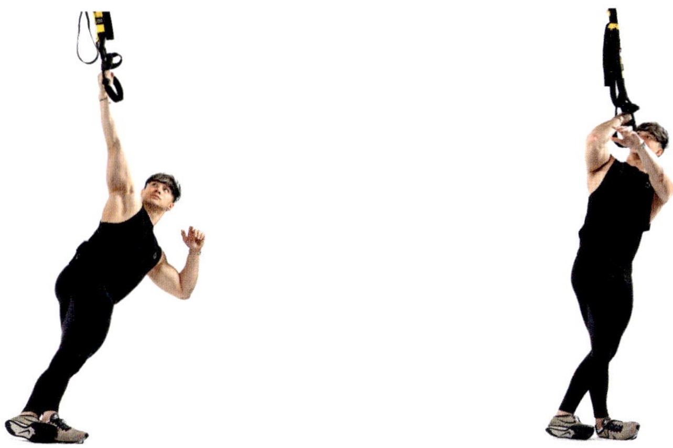

ARME 2 Anfänger

8 Minuten

2 Minuten • **WARM-UP** • Ein beliebiges Warm-up wählen.

1.

15 Sekunden • **Low Row** • danach 15 Sekunden Pause

2.

15 Sekunden • **Kneeling Push-up** • danach 15 Sekunden Pause

Diese beiden Übungen 8-mal wiederholen.

1

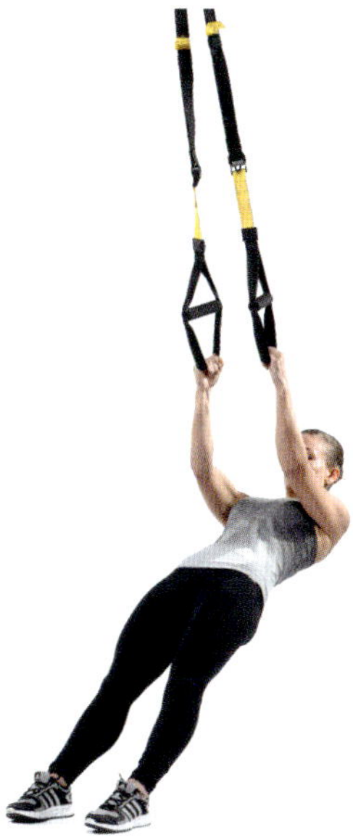

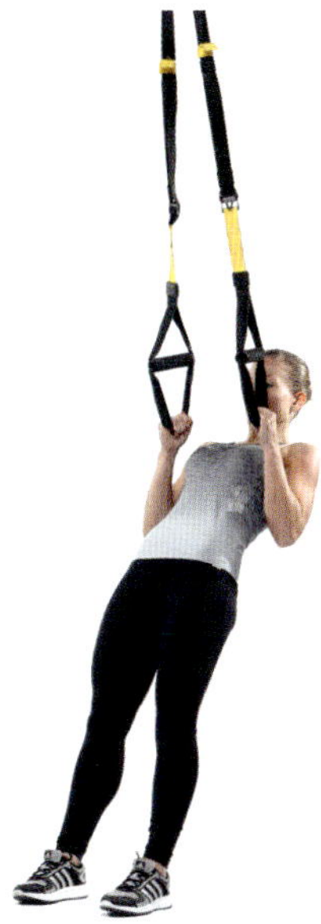

2

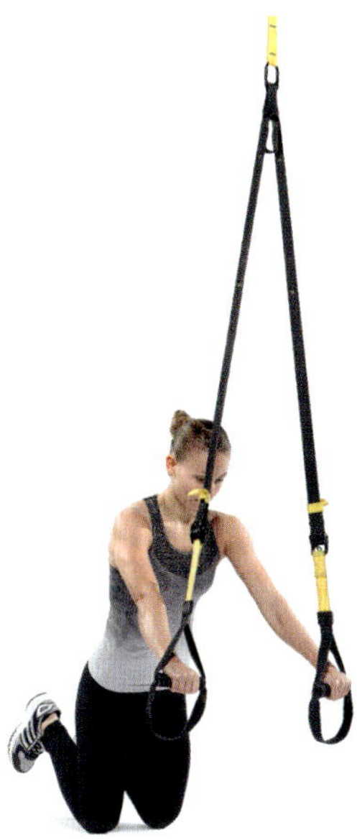

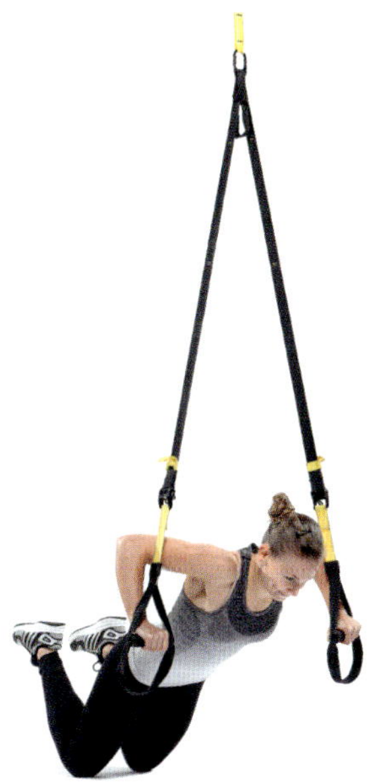

ARME 2 Fortgeschrittene

10 Minuten

2 Minuten • **WARM-UP** • Ein beliebiges Warm-up wählen.

1.

15 Sekunden • **Squat + Biceps Curl** • danach 15 Sekunden Pause

2.

15 Sekunden • **High Row** • danach 15 Sekunden Pause

Diese beiden Übungen 5-mal wiederholen.

3.

15 Sekunden • **Pull Press** • danach 15 Sekunden Pause

4.

15 Sekunden • **Body Saw** • danach 15 Sekunden Pause

Diese beiden Übungen 5-mal wiederholen.

1

2

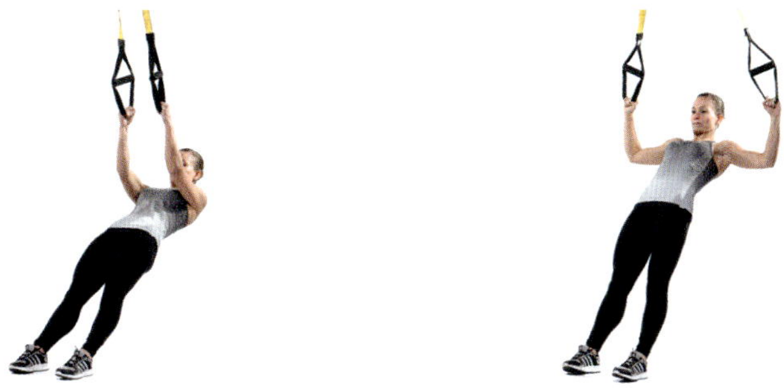

3

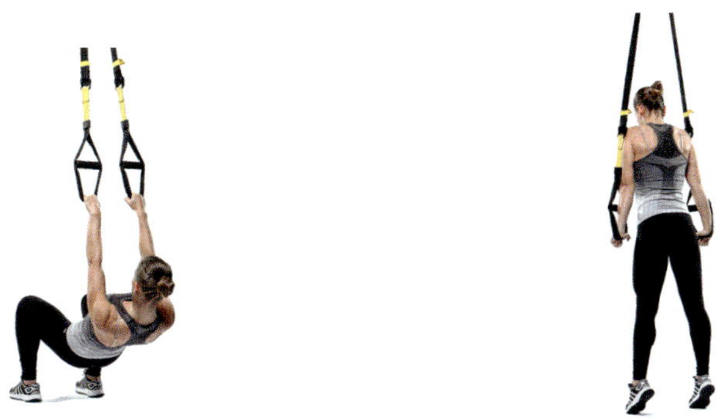

4

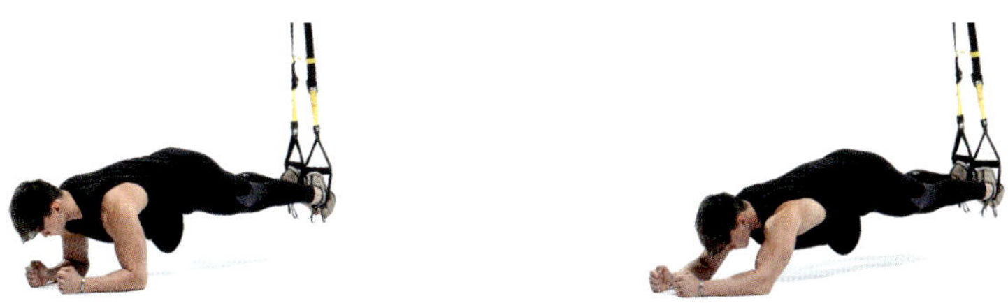

ARME 2 Profis

12 Minuten

2 Minuten • **WARM-UP** • Ein beliebiges Warm-up wählen.

1.

15 Sekunden • **Inverted Row** • danach 15 Sekunden Pause

2.

15 Sekunden • **Atomic Push-up** • danach 15 Sekunden Pause

Diese beiden Übungen 6-mal wiederholen.

3.

15 Sekunden • **Einarmiger Biceps Curl** • danach 15 Sekunden Pause

4.

15 Sekunden • **Body Saw + Push-up** • danach 15 Sekunden Pause

Diese beiden Übungen 6-mal wiederholen.

Hinweis

Bei Übung 3 den aktiven Arm nach jeder Seite wechseln.

1

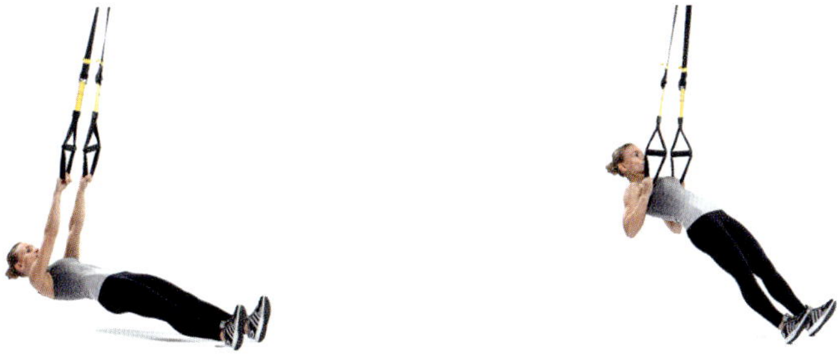

2

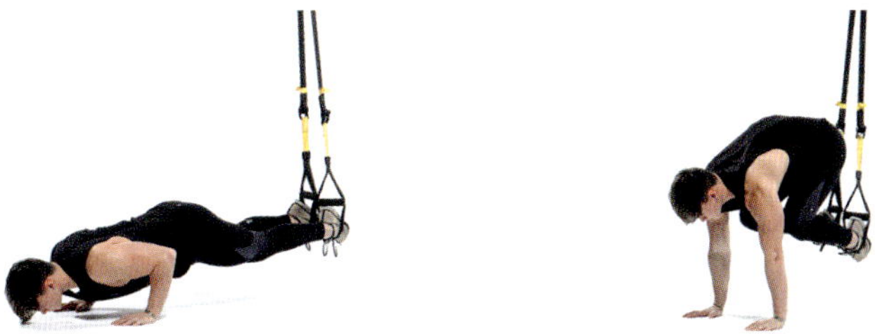

3

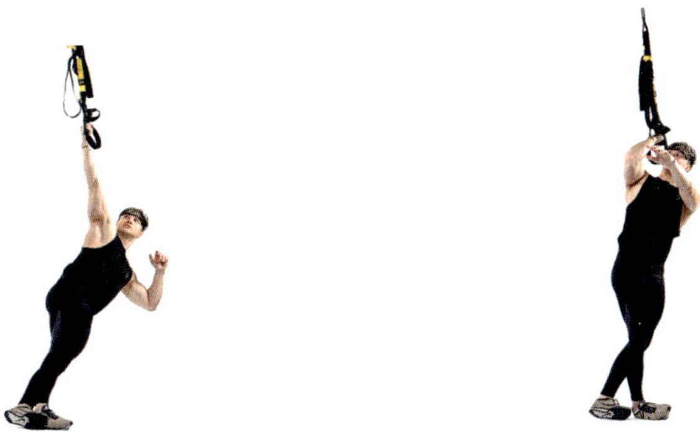

4

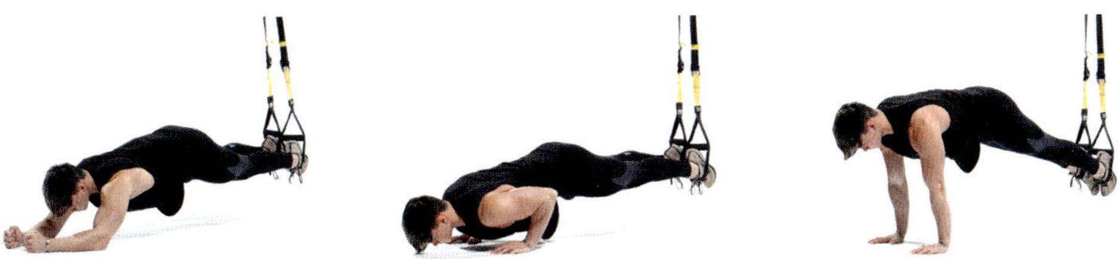

BRUST 1 Anfänger

8 Minuten

2 Minuten • **WARM-UP** • Ein beliebiges Warm-up wählen.

1.

15 Sekunden • **Biceps Clutch** • danach 15 Sekunden Pause

2.

15 Sekunden • **Low Row** • danach 15 Sekunden Pause

Diese beiden Übungen 8-mal wiederholen.

1

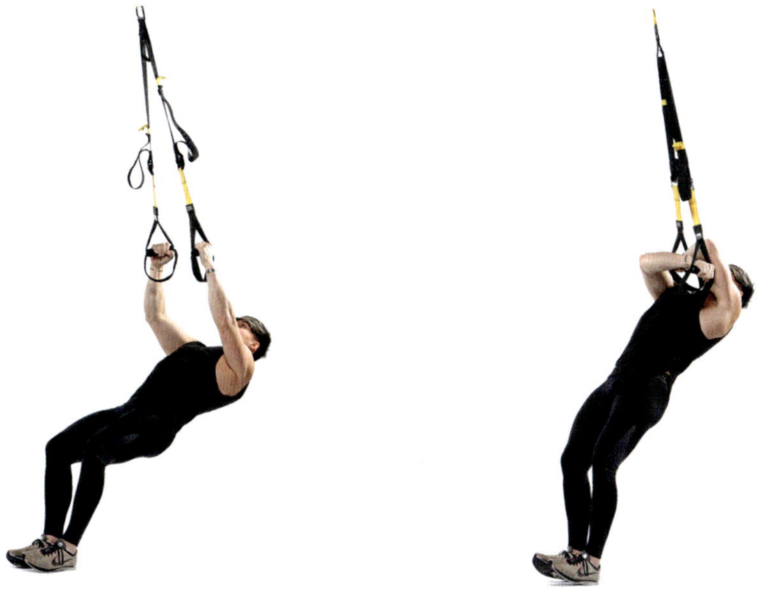

2

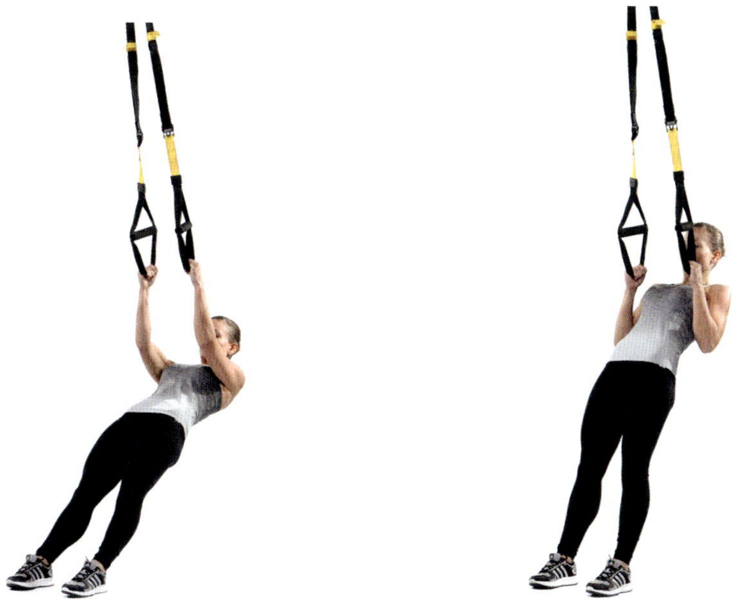

BRUST 1 Fortgeschrittene

10 Minuten

2 Minuten • **WARM-UP** • Ein beliebiges Warm-up wählen.

1.

15 Sekunden • **Chest Press** • danach 15 Sekunden Pause

2.

15 Sekunden • **Low Row to High Row** • danach 15 Sekunden Pause

Diese beiden Übungen 5-mal wiederholen.

3.

15 Sekunden • **Chest Fly** • danach 15 Sekunden Pause

4.

15 Sekunden • **Pull Press** • danach 15 Sekunden Pause

Diese beiden Übungen 5-mal wiederholen.

1

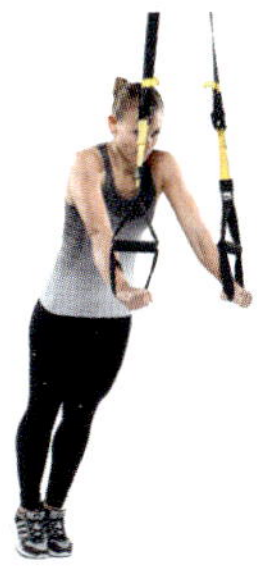

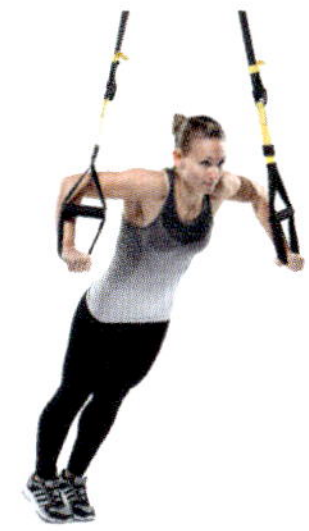

2

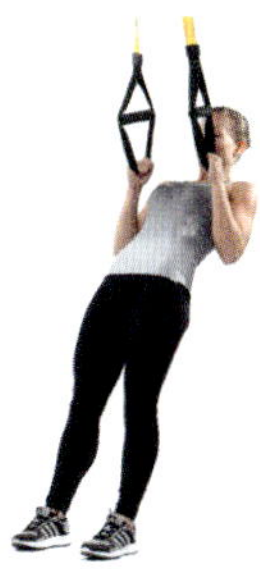

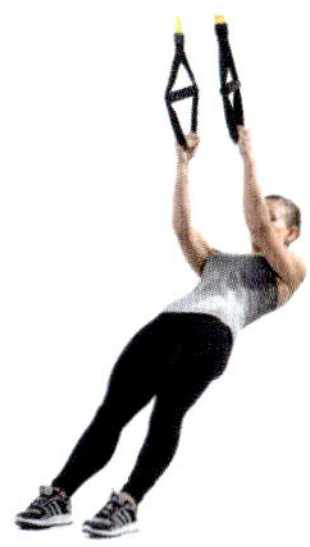

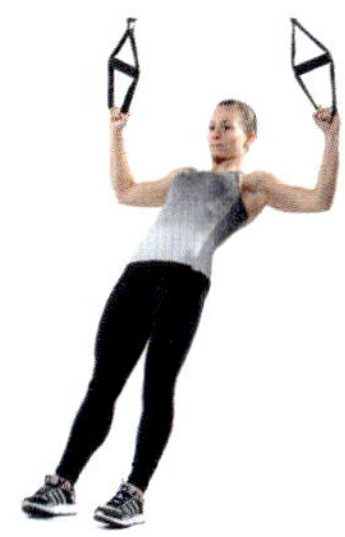

3

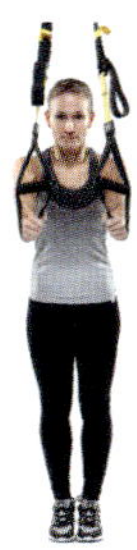

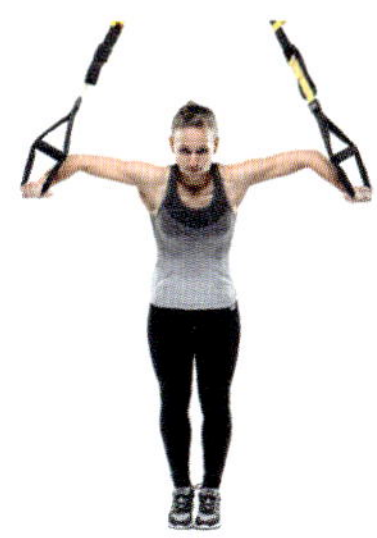

4

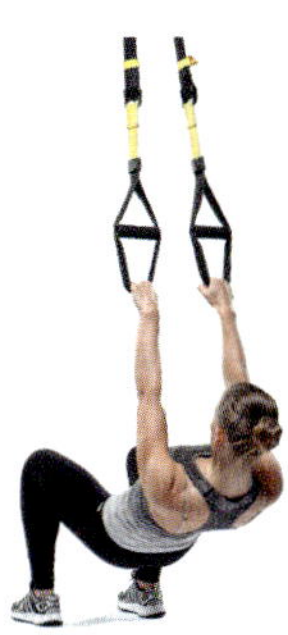

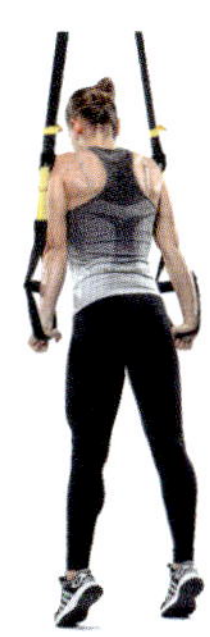

BRUST 1 Profis

12 Minuten

2 Minuten • **WARM-UP** • Ein beliebiges Warm-up wählen.

1.

15 Sekunden • **Atomic Push-up** • danach 15 Sekunden Pause

2.

15 Sekunden • **Swimmer's Pull** • danach 15 Sekunden Pause

Diese beiden Übungen 6-mal wiederholen.

3.

15 Sekunden • **Einbeiniger Chest Fly** • danach 15 Sekunden Pause

4.

15 Sekunden • **Inverted Row** • danach 15 Sekunden Pause

Diese beiden Übungen 6-mal wiederholen.

Hinweise

Bei Übung 4 die Schulterblätter 1 Sekunde lang fest zusammenziehen.

1

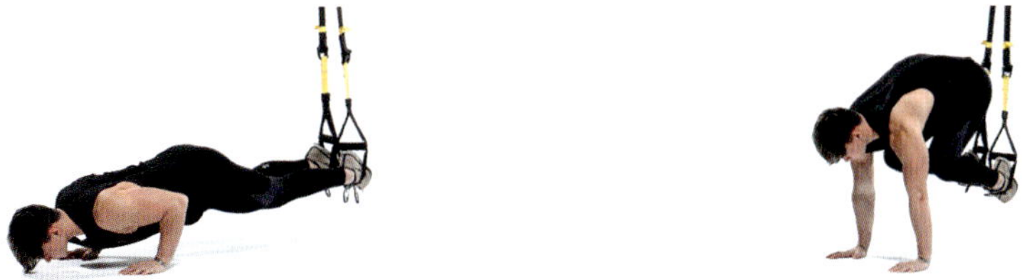

2

3

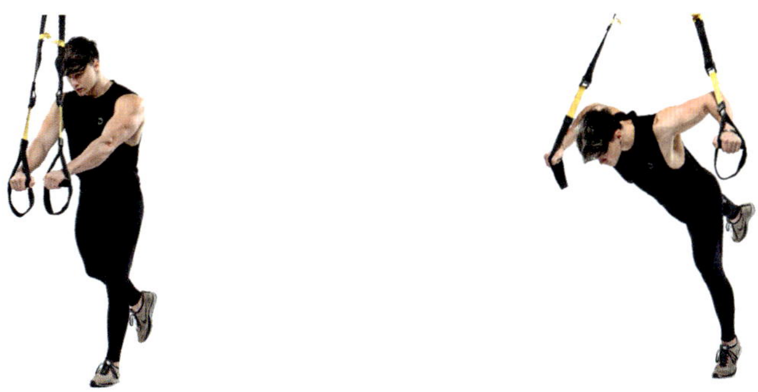

4

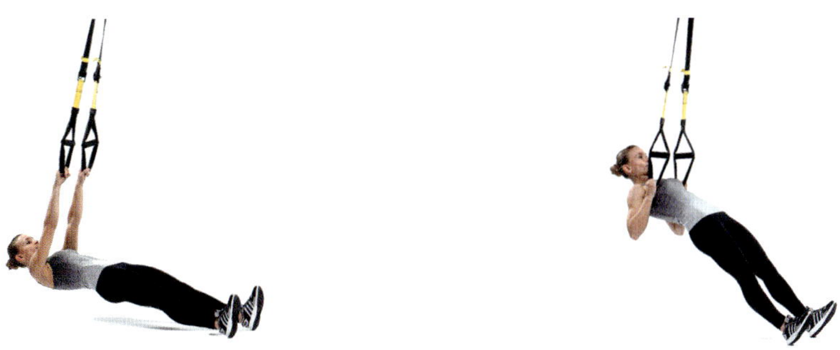

BRUST 2 Anfänger

8 Minuten

2 Minuten • **WARM-UP** • Ein beliebiges Warm-up wählen.

1.

15 Sekunden • **Chest Fly** • danach 15 Sekunden Pause

2.

15 Sekunden • **Low Row to High Row** • danach 15 Sekunden Pause

Diese beiden Übungen 8-mal wiederholen.

1

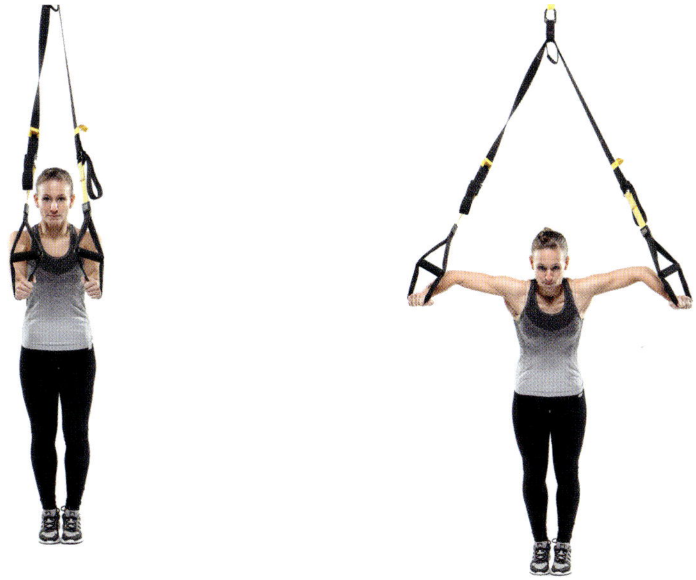

2

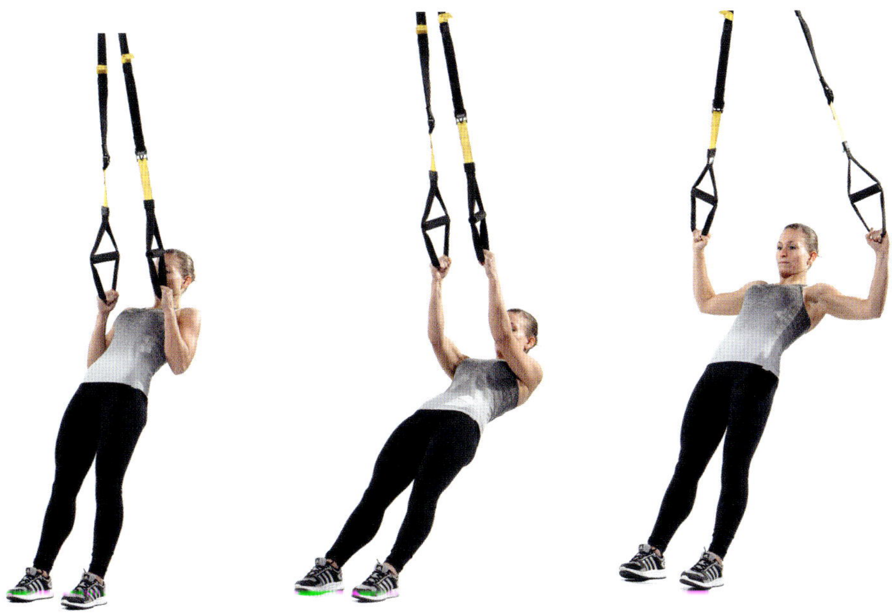

BRUST 2 Fortgeschrittene

10 Minuten

2 Minuten • **WARM-UP** • Ein beliebiges Warm-up wählen.

1.

15 Sekunden • **Narrow Chest Press** • danach 15 Sekunden Pause

2.

15 Sekunden • **Torso** • danach 15 Sekunden Pause

Diese beiden Übungen 5-mal wiederholen.

3.

15 Sekunden • **Einbeiniger Chest Fly** • danach 15 Sekunden Pause

4.

15 Sekunden • **Pull Press Jump** • danach 15 Sekunden Pause

Diese beiden Übungen 5-mal wiederholen.

Hinweise

Bei Übung 3 das Standbein nach jedem Satz wechseln.

1

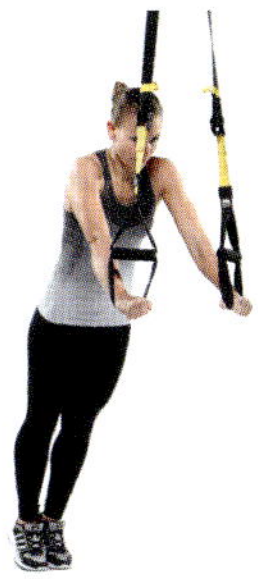

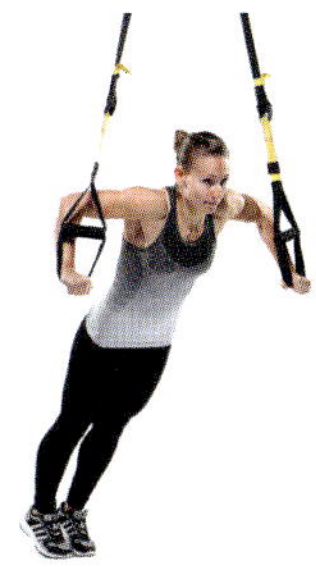

2

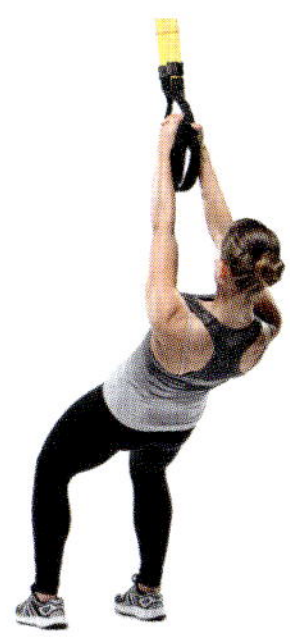

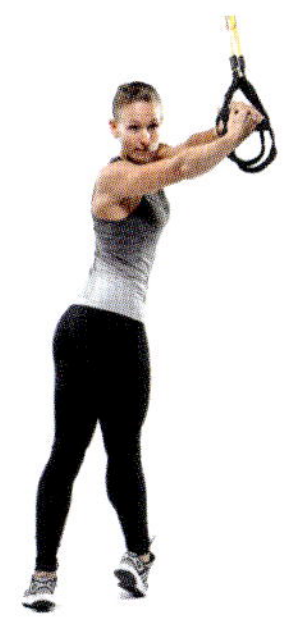

3

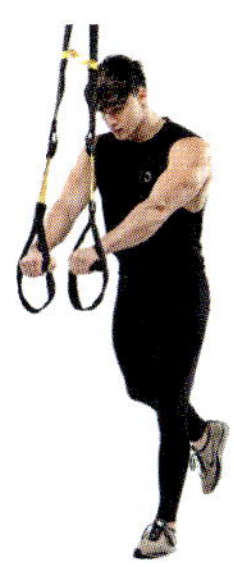

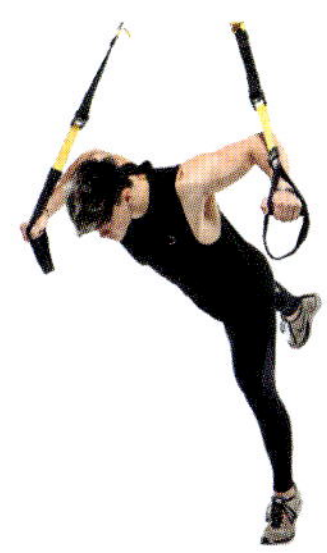

4

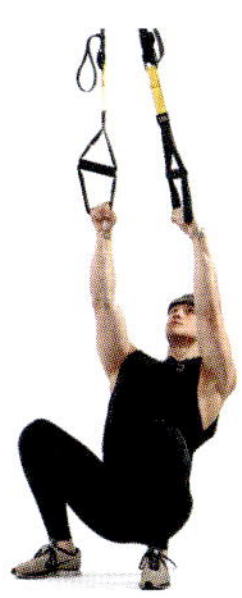

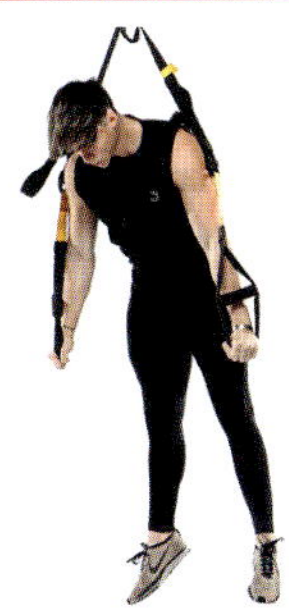

BRUST 2 Profis

12 Minuten

2 Minuten • **WARM-UP** • Ein beliebiges Warm-up wählen.

1.

15 Sekunden • **T Push-up** • danach 15 Sekunden Pause

2.

15 Sekunden • **Y to T** • danach 15 Sekunden Pause

Diese beiden Übungen 6-mal wiederholen.

3.

15 Sekunden • **Standing Roll-out** • danach 15 Sekunden Pause

4.

15 Sekunden • **Inverted Row** • danach 15 Sekunden Pause

Diese beiden Übungen 6-mal wiederholen.

Hinweis

Bei Übung 4 die Schulterblätter 1 Sekunde lang fest zusammenziehen.

1

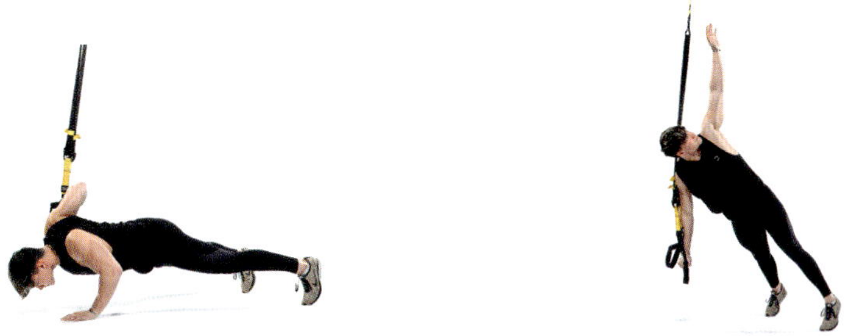

2

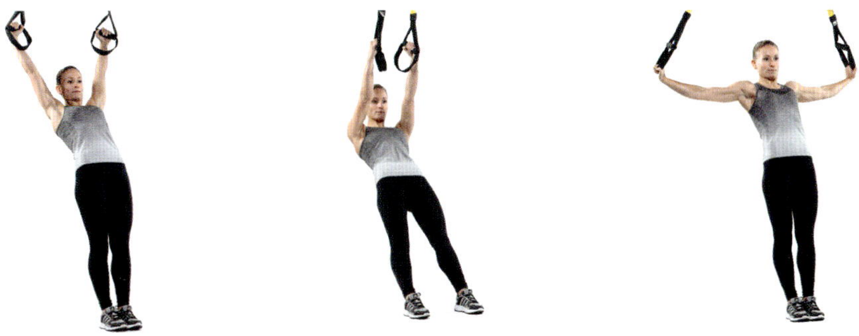

3

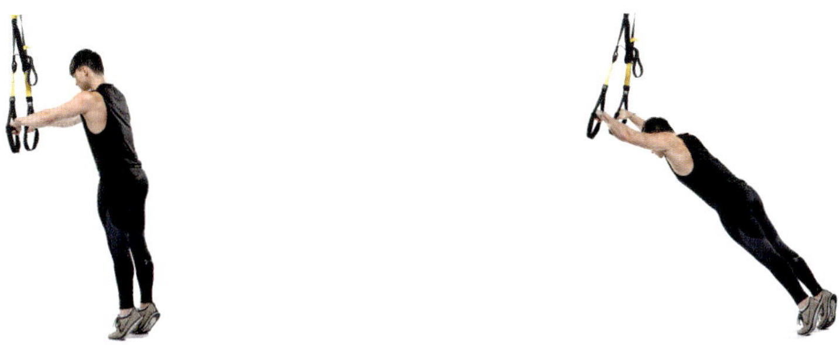

4

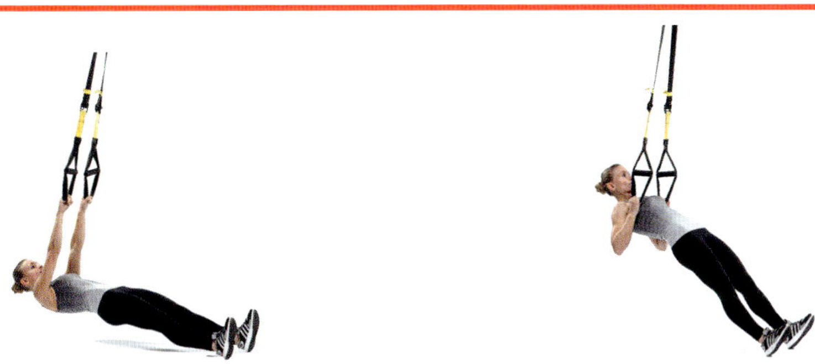

Übungsregister